Dedicado a mis padres, Carlos Zapata Oliveras y Frances Torres

Labastide, a mi hermana, Alejandra Zapata Torres, y a mis abuelitos:

Abuelita Rosa, Mami Mabel y Papi Ramón. Ustedes me enseñaron que

en la adversidad uno se redefine y no se rinde. Los amo.

ENTRE EL SOL Y EL SOLUMEDROL:

Vivencias de Pacientes de Esclerosis Múltiple

Editado por Frances Zapata Torres

Portada por Elaine Marie Muñiz González

Digitalización por Sergio López

Tabla de Contenidos

1

Cuando el alma en sí misma se repliega

con hondo duelo y con letal angustia,

viene a turbar sus tristes soledades

el ruido intermitente de la lucha.

- Luis Muñoz Rivera, "Horas de Fiebre"

Prólogo

Un catarro. Una monga. ¡Qué mucho odiamos la flema, el

dolor, la toz y la fiebre provocada por estas enfermedades! Y cuando

nuestro sistema inmunológico al fin combate estos virus, nos

alegramos por la victoria definitiva. Tal victoria, sin embargo, es

inalcanzable para las personas que sufren de la enfermedad crónica

conocida como Esclerosis Múltiple. Por este motivo, fue un golpe muy

fuerte para mí cuando fui diagnosticada en el 2012. No podía creer que

tenía vivir enferma toda mi vida; que tenía que vivir con algo

muchísimo peor que un catarro por el resto de mis días. Por más que

mi familia intentaba brindarme apoyo, me sentía sola, aislada. Quería compartir con alguien que tuviera esta condición, pero no encontraba a nadie. Me cohibí de salir de mi casa y caí en depresión en cuestión de semanas. Por mi comportamiento, mis padres rápidamente me llevaron al Dr. Ángel Chinea, ya que habían escuchado que era el mejor neurólogo en Puerto Rico especializado en Esclerosis Múltiple. Fue en su oficina en donde por fin conocí a varios pacientes. Escuché sus historias y me di cuenta que yo no tenía que inhibirme de luchar por mis metas y convertirme en una ciudadana de provecho. Mientras escuchaba todas esas anécdotas, me surgió la idea de recopilarlas en una antología para que pacientes recién diagnosticados no se sintieran marginados y se dieran cuenta de que sí se puede vivir y disfrutar a pesar de la condición. Tan pronto salí de la oficina del Dr. Chinea, exploré la página de internet que él me recomendó, Fundación de Esclerosis Múltiple de Puerto Rico, y busqué pacientes que quisieran participar en mi proyecto. En aproximadamente dos años, recopilé material suficiente para poder hacer mi proyecto una realidad.

Esta antología se divide en cuatro partes. Primero, la sección "Historias de Pacientes de Esclerosis Múltiple". Aquí encontrarán relatos de pacientes de alrededor de toda la Isla y de otros países

hispanohablantes, sobre su lucha con su diagnóstico. La segunda parte

se compone de "Poemas de Pacientes", en donde éstos explican sus

calamidades y su fuerza de voluntad para intentar vivir una vida

satisfactoria. En la tercera división encontrarán tatuajes tanto de

pacientes como de hijos de éstos, los cuales se los han hecho en honor

a sus padres. Cada tatuaje ilustra una historia de superación y transmite

un mensaje de esperanza. Por último, está la sección que describe

brevemente la vida de otras personas que, a pesar de no tener

Esclerosis Múltiple, sí sufren de otras enfermedades incurables. Quise

incluirla para crear conciencia; para motivar a los lectores que padecen

de alguna enfermedad crónica a que no se escondan en la burbuja del

"yo", y luchen pensando no sólo en su enfermedad, sino en las que

también otros sufren. Quizás esto suene idílico, pero apelo a la bondad

y al desinterés de la raza humana.

Concluyo este breve prólogo expresando mi más querido

agradecimiento a todos los pacientes que contribuyeron a que esta

antología fuese una realidad. Espero que con ésta, pacientes de

Esclerosis Múltiple y otras enfermedades crónicas se percaten de que pueden disfrutar de sus días si muestran perseverancia. Démonos cuenta de que, aunque no somos invencibles, tampoco somos inútiles o invisibles. Existimos. No somos mudos. Hagámonos escuchar. He aquí nuestras voces.

5

Por Aixa González Reyes. Carolina, Puerto Rico.

Desde el 2007 colaboré como voluntaria de la Sociedad Contra la Leucemia y el Linfoma, Capítulo de Florida participando en el medio maratón en Orlando Florida cada enero. En noviembre de 2009 me vi obligada a terminar mis entrenamientos para el evento de enero 2010 ya que tuve un episodio médico. Luego de varias visitas médicas y estudios fui diagnosticada en enero 2010 con Esclerosis Múltiple. Durante toda mi vida he sido creyente de que todo tiene un propósito y debemos de entender el plan de Dios. Antes de noviembre 2009 no tenía idea de lo que era la Esclerosis Múltiple. Ahora sé que es una enfermedad para la que aún no se ha descubierto cura alguna. Es por esto que decidí darme a la tarea de buscar formas de ayudar a una sociedad [de Esclerosis Múltiple] a buscar donaciones para costear investigaciones que ayuden a encontrar la cura de la enfermedad. Desde enero 2010 he estado en comunicación con la Sociedad Nacional de Esclerosis Múltiple para que evalúen la posibilidad de comenzar a realizar eventos de alto rendimiento con familiares, amigos o cualquier persona dispuesta a realizar un medio maratón

(13.1millas) por una causa. Luego de meses de comunicación logré que para octubre 2010 la Sociedad Nacional de Esclerosis Múltiple participara en el *Inaugural Food & Wine Half Marathon* el 2 de octubre de 2010, y mejor aún comenzaremos con un equipo que representará a Puerto Rico en el evento. El evento resultó todo un éxito, por lo que la Sociedad Nacional de Esclerosis Múltiple, Capítulo de Florida, decidió añadir los eventos de recaudación para el Maratón de Miami. Como dicen el cielo es el límite y así lo vivimos cada día.

Aixa (la segunda de la izquierda) trabajando como voluntaria en algunas actividades de la Fundación de Esclerosis Múltiple Puerto Rico

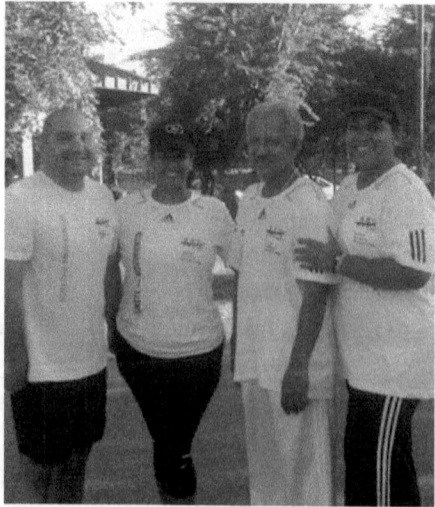

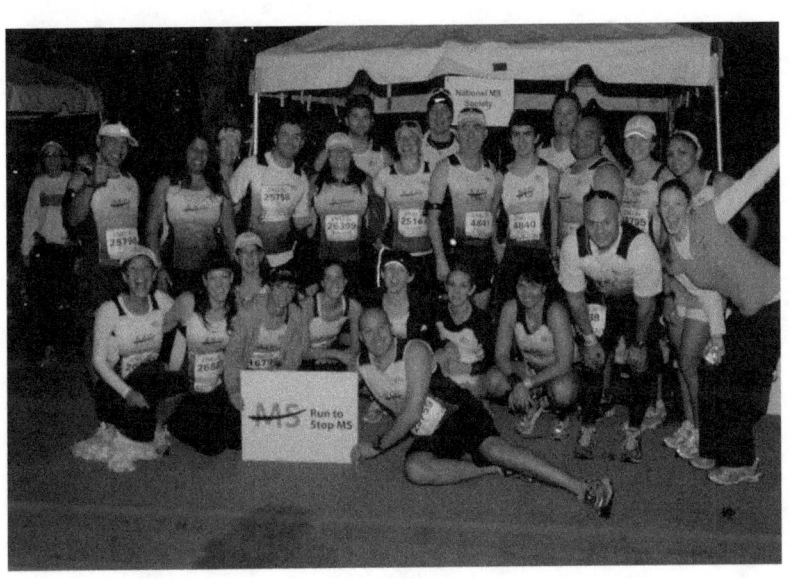

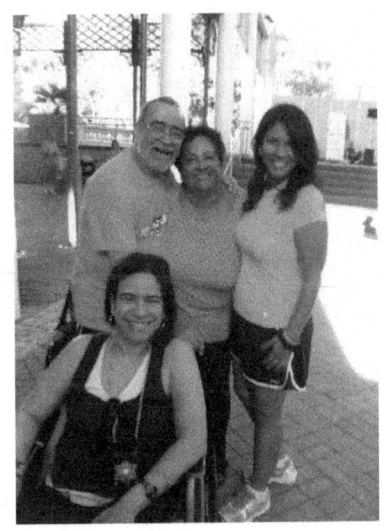

Por Jesús Pascual Aparicio de Ávila. Castilla y León, España.

Siempre hay una esperanza

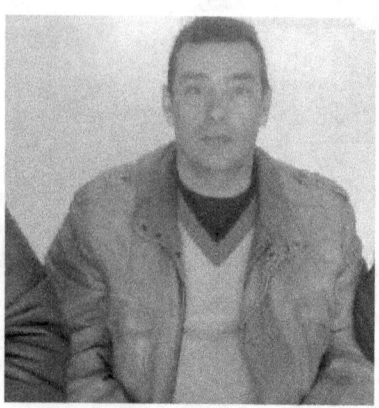

Cuando las fuerzas se agoten; cuando tu mirada esté perdida y te falten

las fuerzas sonríe ... Cuando el día se vea obscurecido por nubes de

pesimismo y no puedas dar un paso más porque te faltan motivos para

hacerlo... Cuando tus manos se nieguen a dar, tus ojos a admirar las

pequeñas cosas de la vida y tu corazón esté profundamente herido.

Siempre hay una esperanza…Cuando los amig@s te den ánimos y la

familia, piensa siempre que más allá hay una esperanza, porque todos

los días nace una ilusión…Recuerda que la sonrisa se recupera si ves en cada persona a un amig@. El camino se hace fácil cuando se busca apoyo y los amig@s nunca abandonan si hay afecto. La paciencia es la parte más delicada y digna de la grandeza del alma, y también la más escasa. La paciencia está en la raíz de todo. La misma esperanza deja de ser felicidad cuando va acompañada de la impaciencia. Siempre encontrarás una esperanza por difícil que parezca, el camino es largo con muchas piedras y podemos tropezar y nos tenemos que volverá levantar y el Sol se oculta pero debemos confiar en nosotros mismos. Pero siempre amig@s hay una esperanza…

Por Nayda Laboy Maldonado. Ponce, Puerto Rico

Fui diagnosticada con Esclerosis Múltiple hace un año y ocho meses. ¿Cómo fue esto? Simple, se me cae el párpado derecho; estuve una semana trabajando en esas condiciones. Me decido ir al oftalmólogo, me hace el chequeo y me pregunta: ¿estás acompañada? Le contesto: No. Me dice eres una campeona, por favor, dime el nombre de tu médico primario; le doy toda la información y le pregunto si todo está bien. Me dice: llama a tu casa y le dices que vayan al hospital y te lleven las cosas necesarias. Hice lo asignado. Llego al hospital San Cristóbal en Ponce y para mi sorpresa entrego la orden y me atienden como si me estuviera muriendo. Me hacen todas las gestiones necesarias y ya tenía cuarto y todo. Me estaban esperando. Me llené de paz espiritual. Me hacen todos los exámenes pertinentes. Tenía neuritis óptica. Al día siguiente soy diagnosticada con Esclerosis Múltiple. Mi pregunta fue: ¿Con qué se come eso? Y me reí. Luego al pasar los días, que fueron cinco de esteroides, fui mejorando de la neuritis óptica.

Empecé a documentarme sobre lo que es la Esclerosis Múltiple. No fue fácil, pero con el apoyo de mi familia y de mis compañeros de trabajo, vi la vida desde otra perspectiva. Llegué a llamarme la esclerótica. Comencé a vivir con una amiga que llegó a mi vida sin ser invitada. Mayte Flores me llevó a mi primera visita y conocí al Dr. Ángel Chinea. Me recetó unas inyecciones y le pregunté que por cuanto tiempo. Me contestó "de por vida". Entonces entendí que era un ser privilegiado. Y comencé a vivir con Esclerosis Múltiple. Con los grupos de apoyo he conocido otra familia más... Tengo Esclerosis Múltiple, pero ella no me tiene a mí. Sigo abrazando la vida...

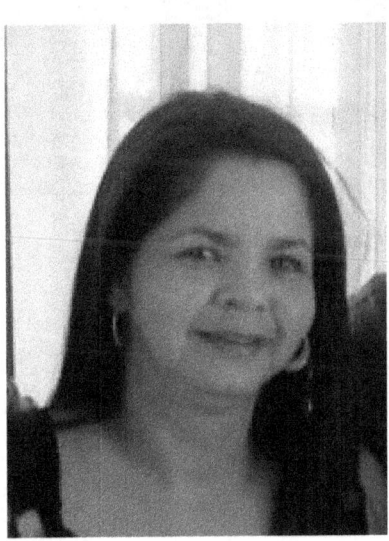

Nayda y su pareja, Nelson Arroyo, el cual conoció a los cinco años de ser diagnosticada. A este le llama el "24/7" y reconoce que "ha sido un alivio para muchas cosas, su incondicional apoyo es increíble, ya que esto se lo debo a mi padre Celestial. Y junto a Nelson Arroyo, sigo abrazando la vida..."

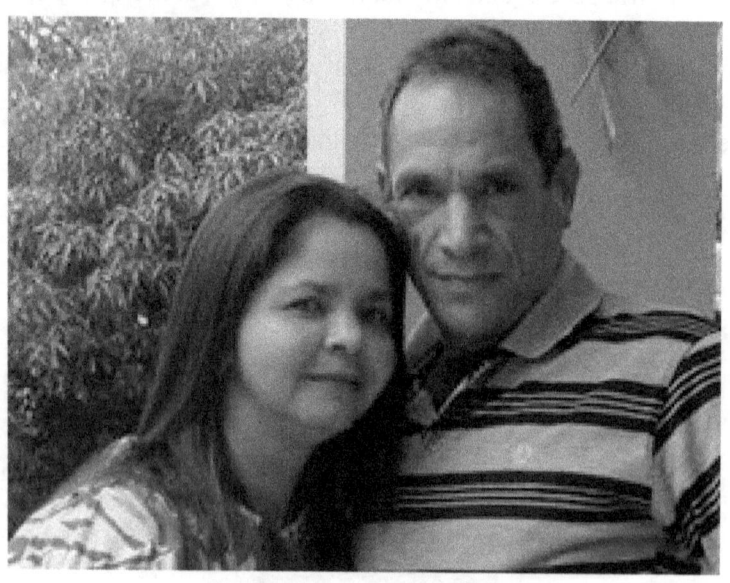

Por Evelinda Cheo. Coamo, Puerto Rico.

Saludos, soy Evelinda Santiago de Coamo fui diagnosticada a los 24 años por el neurólogo el Dr. Edwin Peguero de Ponce. Actualmente sigo mi tratamiento con él. Es mi amigo y quien me ayudado a salir del fondo; esta condición me atacó con una epilepsia pero yo les cuento y les diría de las más severa. Pero gracias a mi doctor estoy bien. También la condición me dejó ciega del ojo derecho de una neuritis óptica tan severa y me bajó el párpado del ojo izquierdo. Llevo ya ocho años con mi condición y batallo todos los días. Cuando puedo ir a trabajar voy. Y si no, pues no. ¡Pues me quedo descansando! Otra cosa que me ha afectado un poco la Esclerosis Múltiple es la memoria pero tampoco le hago mucho caso porque a todo el mundo se le olvidan las cosas. Soy maestra y aparte de la Esclerosis Múltiple vivo feliz.

Por Víctor Segarra. Bayamón, Puerto Rico.

Hace 5 años que llevo viviendo con Esclerosis Múltiple. Todo comenzó cuando tenía 23 años y me encontraba cursando mi último año de bachillerato. Recuerdo el día como si fuera ayer: un sábado luego de una noche de jangueo me levanté con una sensación rara. En ese momento pensé que había bebido demasiado la noche anterior. Así que ignoré lo que sentía y seguí mi día como cualquier otro. Al tercer día de sentirme así sabía que no era normal. Por mi cabeza corrieron muchas razones desde un bajón de azúcar hasta un tumor. En ningún momento me planteé la posibilidad de tener Esclerosis Múltiple. Sufrí mareos y náuseas hasta el punto de que terminé en sala de emergencia. El doctor me evaluó y me recomendó consultar a un otorrinolaringólogo pensando que podía ser mi sinusitis. Según recomendado, fui al otorrinolaringólogo y rápidamente me evaluó y me dijo que mis senos nasales estaban bien pero, que como tenía esos síntomas, lo mejor era hacerme un MRI. En los días que siguieron tuve síntomas adicionales como vértigo, visión doble y parálisis de la parte izquierda de la boca. Me hice el MRI y el resto es historia. En cuestión de una semana fui al neurólogo, me sacaron sangre, me hicieron la punción lumbar y el EEG. Todo culminó en un diagnóstico de Esclerosis Múltiple. Ya a cinco años de ese diagnóstico terminé mi bachillerato y terminé mis estudios en Derecho. Las exacerbaciones han sido fuertes pero, me he recuperado. Hoy en día sigo caminando y luchando cada día por mejorar mi calidad de vida.

Victor Segarra (en el medio) junto a sus compañeros de la escuela

de leyes de la UPR Río Piedras

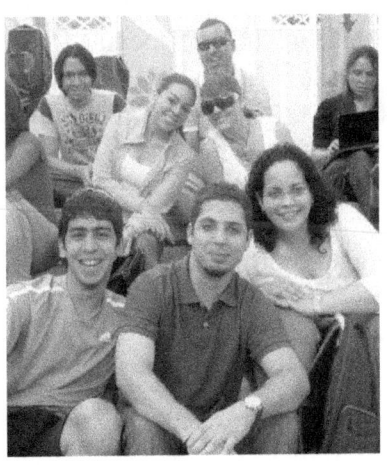

Por Maritza Caballero. Ponce, Puerto Rico.

Nací en la ciudad de Nueva York y vine a Puerto Rico a estudiar en la Universidad de Puerto Rico Recinto de Mayagüez o el CAAM como se conocía para ese tiempo. Luego proseguí un postgrado en Tecnología Médica en UPRCM. Actualmente me desempeño como ama de casa y soy la esposa de un gran hombre y la feliz madre de tres.

SU HISTORIA:

¿Alguna vez has celebrado una fiesta y de pronto, en medio de tus preparativos, se va la luz? Ya tus invitados han comenzado a llegar y la comida aún no se ha terminado de cocinar. Te preguntas ¿qué debo hacer? Para esos momentos es bueno tener un plan alterno. Puedes servir galletas, queso, frutas, nueces y refrescos y disponerte a disfrutar con tus invitados. En la vida puede suceder así también. De momento se va la luz en medio de tus preparativos y planes y te encuentras en la obscuridad sin saber qué hacer. ¿Entras en un estado de pánico o tienes un plan alterno? Algo parecido me pasó cuando me diagnosticaron con aparente lesiones de Esclerosis Múltiple. ¿Qué hago ahora?, me preguntaba en medio del dolor, el llanto y la confusión. Sentía como si el piso se saliera de debajo de mi pero tenía un plan alterno. Decidí confiar en Dios, en su sabiduría y su provisión. Siempre lo había conocido como un Dios amoroso: Proverbios 3:5-6 Confía en el Señor con todo tu corazón, y no te apoyes en tu propio entendimiento. Reconócele en todos tus caminos, y Él enderezará tus sendas. Muchas veces he visto como mis oraciones aunque pequeñas han sido contestadas. Estoy segura que esta, que es tan importante para mi y mis seres queridos, también podría ser contestada. He experimentado su amor de muchas maneras. Él ha prometido en su palabra, Jeremías 29:11 "Porque yo sé los planes que tengo para vosotros" —declara el Señor— "planes de bienestar y no de calamidad, para daros un futuro y una esperanza.

Confiando en su palabra y sus promesas me ha permitido sentir que estoy pisando tierra firme nuevamente. También estoy agradecida pues no he tenido nuevas lesiones. Mi oración ahora es para aquellos que puedan estar pasando por una situación similar, que también puedan refugiarse en Dios y conocerlo como un Dios amoroso:

Salmos 34:18 El Señor está cerca de los quebrantados de corazón, y salva a los de espíritu abatido. Salmos 145:18 El Señor está cerca de quienes lo invocan, de quienes lo invocan en verdad.

¡Confía en Dios con todo tu corazón! ¡Bendiciones!

Maritza Caballero

I was born in New York City and came to Puerto Rico to pursue a Bachelor's degree in Agricultural Science. I later went on to pursue a Post Bachelor's degree in Medical Technology from the University of Puerto Rico, Medical Campus. I'm currently a housewife, the wife of a great husband and happy mother of three wonderful adult children.

HER STORY:

Have you ever had a party and in the middle of all your preparations, cooking, etc., the lights go out? Your guests have arrived and your food is half cooked. What do you do? For such an instance, it's good to have a backup plan. You can serve cheese with crackers, refreshments, add mixed nuts, light candles, enjoy your guests and let them enjoy the evening! Life can be that way too! All of a sudden the lights go out on your party! Right in the middle of your plans. You are left in the dark not knowing what to do. Do you go into panic mode or do you have a backup plan?

This is what happened to me when I was diagnosed with MS like lesions. I asked myself, "What do I do now?" I felt like the floor fell out from under me. Yes I cried and felt confused but I had a backup plan. I decided to trust God for wisdom. I had always known him as a loving God: Proverbs 3:5-6 Trust in the Lord with all your heart and lean not on your own understanding; in all your ways submit to Him, and He will make your paths straight. So many times have I seen Him answer my prayers however small. I'm sure this one, so important to me and my loved ones, He could also answer. I have seen His love in so many ways.

He has promised in his word, Jeremiah 29:11, "For I know the plans I have for you," declares the Lord, "plans to prosper you and not to harm you, plans to give you hope and a future." Trusting his promises put the floor back up and gave me a solid footing.

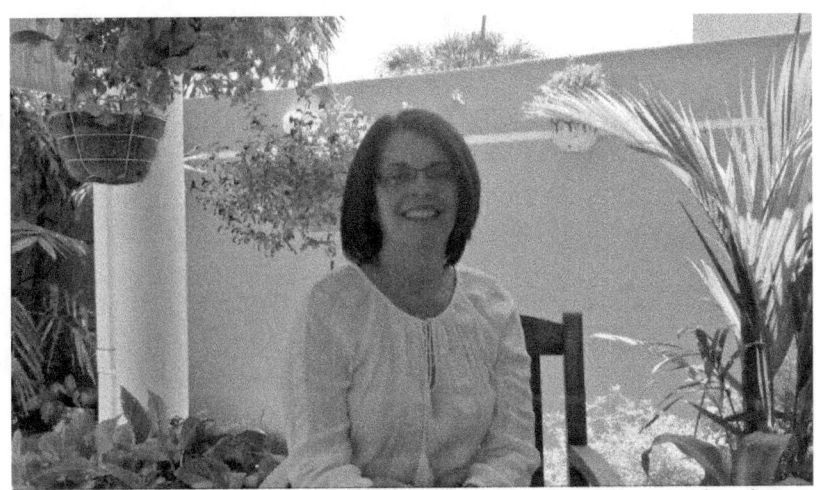

Maritza Caballero en su casa en Ponce / Maritza Caballero at her house

in Ponce

Thankfully, I can say, I've had no more lesions. My prayer now is for those who are going through a similar ordeal. That they find comfort in the Lord and know that he is a loving God!:Psalm 34:18 The Lord is close to the brokenhearted and saves those who are crushed in spirit. Psalm 145:18 The Lord is near to all who call on Him, to all who call on him in truth. Trust in the Lord with all your heart! Blessings!

Por Wing Siang. Naranjito, Puerto Rico.

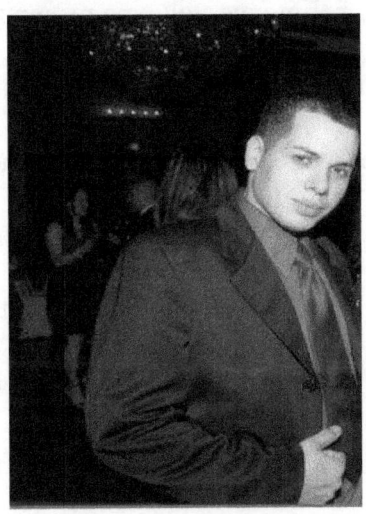

Mi nombre es Wing Siang Ng Rosa soy una mezcla de chino, dominicano y puertorriqueño. Fui diagnosticado con Esclerosis Múltiple en abril del 2013. Bueno, no sabía lo que estaba pasando. Lo único que yo sabía era que no veía por mi ojo derecho. Conocí una oftalmóloga de North Carolina que estaba haciendo la práctica. Olvidé su nombre pero no su gesto ni su sonrisa. Ella hizo todas las pruebas para saber si era algún problema en la retina. Luego de hacerme las pruebas ella me dijo, "Wing tengo que buscar una segunda opinión con otro doctor." Y le respondí "mmmm esto me huele a problema".

Ella me dijo "tranquilo que todo va estar bien", yo le respondí "Oye, yo no nací ayer". Entonces ella me respondió con una sonrisa. Llegó otro doctor y me dijo que era posible que mi problema fuera neurológico. Me dije "que va, yo estoy hecho de acero". Nada, fui y pregunté en Google. Describí mis síntomas y me respondió: posible Esclerosis Múltiple. Pensé que era imposible que tuviera eso. Me hice el MRI y como estaba "disque ciego" aproveché el momento bueno de la situación. Me hice el ciego por completo y le tiraba flores a las enfermeras que total todas estaban casadas o con novio. Bueno, y dije a la verdad que estoy salao... jajaja. Entonces consulté al neurólogo Jaime Rosa. Me dice en una de las prueba "apriétame los pulgares". Me le quedé mirando y le pregunté si estaba seguro. Y él me respondió; "todo lo que tú puedas." Le respondí "ok" y le di un apretón en los pulgares que los dos dedos sonaron. El doctor me miró como pensando "contra tiene fuerza" y creo que se acordó de mami, jajaja. Después me tocó varias veces en los brazos y me preguntó si sentía lo mismo y le respondí que no. Entonces examinó los estudios de MRI y me dijo que tenía Esclerosis Múltiple. Yo pensé "no me hables malo, qué es eso" y me explicó que es una enfermedad auto

inmune que no tiene cura. Cuando vi la gravedad de mi situación, se

estrelló mi deseo de servir en las fuerzas armadas. Al ver la gran

frustración que tenía, mi madre me dijo: "¿Sabes qué? Wing, Dios no

quiere que tu estés en el ejército del hombre si no en el de Él. Me

quedé mirándola y le sonreí porque me recordó a Odiseo, un guerrero

griego de Ítaca. Él no era como los demás guerreros. La cualidad que

lo distinguía era su astucia y su gran perseverancia al ser derribado y

volver a levantarse. Después consulté con el doctor Ángel Chinea que

me recetó mi tratamiento inyectable. Me dije "ja que bueno lindo yo

con la puyaera ésta, ni modo". Antes de que me llegara el tratamiento

tuve una recaída y me quedé ciego por completo. Esta vez en verdad.

Eso me pasa por payaso cuando me puse a tirarle flores a las

enfermeras. No podía ver. Y mucho menos guiar mi Toyota Corolla

del 1986. Pensé que no podría trabajar ni terminar la universidad.

¡Que belleza! y yo que estaba estudiando seguridad en las redes

cibernéticas.

Una noche estaba muy asustado porque había perdido mi vista y oré "Señor por favor devuélveme la vista, eso es lo único que yo tengo; yo hago lo que Tú quieras, ayudo a los que lo necesitan, le levanto el ánimo a los que estén a punto de rendirse." Durante ese tiempo que estuve ciego noté quienes eran los amigos de verdad y los que no lo eran. No podía ver pero mi amigo Yiye me guiaba en mi carro y por lo menos podía gozarme como el carro sonaba cuando estaba en el expreso. También pude usar mi capacidad de analizar y de hacer negocios. Así que logré pagar los gastos médicos vendiendo piezas para hacer que los carros que corran más rápido.

Volví a ver después de un mes, pero sufría una recaída cada dos semanas. Ya estaba cansado. Entonces mami, como buena madre, oró y encontró en la internet el relato de Terry Wahls. Ella es una doctora que también tiene Esclerosis Múltiple al nivel de que llegó estar en silla de ruedas aún teniendo los mejores medicamentos. Ella estudió la Esclerosis Múltiple y descubrió que es familia del Alzheimer's y del Parkinson's. Ambas enfermedades deterioran el sistema nervioso y el cerebro se encoge. Terry encontró en sus

comparaciones y análisis que en el sistema del cuerpo humano hay un

gran problema, ya que la mitocondria de las células no se está

nutriendo bien en la dieta de hoy en día. ¿Qué es la mitocondria? Es

una parte de la célula que convierte la proteína en energía. Está

compuesta igual que una batería un cátodo y un ánodo. Si, por alguna

razón, hay alto o bajo voltaje, la célula no va a funcionar bien.

Estaba muy cansado de estar recibiendo golpes. Así que me

propuse intentar el protocolo de Terry Wahls que me envió mi madre.

Sinceramente, no me arrepiento de haber dejado toda la comida

industrializada. El protocolo me empezó a devolver las energías hasta

el punto que una vez que a mi Toyota se le agotó la batería y tuve que

empujarlo para prenderlo porque es estándar. Me emocioné de como

pude mover el carro, pero lo empujé tanto que por poco se va solo a la

avenida.

Ya de vuelta en la universidad me tocó un profesor de español

llamado Luis Muñoz. Se portó muy insensible conmigo. No veía mi situación. No me sacaba el guante de la cara. Pero me hizo recordar

quien yo era. Aunque casi no veía las letras aproveché para que una

muchacha—que por cierto olía muy bien-- me leyera los textos. Leí

Sobre la brevedad de la vida de Séneca y otras obras. Y volví a

acordarme de Odiseo. Esas lecturas y la actitud hostil del el profesor

me sacaron de una depresión invisible por lo que estaré siempre

agradecido. Luego me tocó otro MRI. Tenía cuatro lesiones y tres

cicatrices. Contra, gané el segundo asalto por puntos a la Esclerosis

Múltiple. Bueno, Terry tenía razón sobre su protocolo y lo he seguido

usando todo el tiempo porque cada desarreglo que hago me sale caro.

Pero si ella no hubiese publicado su experiencia yo no sería el Wing

de antes. También con esta experiencia aprendí esto: la sonrisa es lo

más hermoso que he visto después que volví a ver porque las personas

demuestran lo positivo de la vida. Y poder ver el sol, sentir la brisa y

oír el sonido de la naturaleza es una bendición.

Por Alma Luis Irizarry Fernández. Ponce, Puerto Rico.

Todo comenzó en abril de 2008 cuando tenía 26 años. Yo era estudiante de Salud Pública, trabajaba como cajera siendo a la misma vez madre soltera de una hermosa niña de cuatro años, Alma Griselle. Casi no tenía tiempo para descansar o dormir. Mi madre me ayudaba con mi hija mientras yo estaba fuera de la casa. Tenía mucho stress. Por eso no le había hecho caso a los síntomas. Llegó un día que yo no podía escribir e inclusive tenía dificultad para hablar. Mi padre era mi médico de cabecera y me decía que era la tensión de los estudios pero yo sabía que algo andaba mal. Según pasaban los días los síntomas empeoraban hasta que fui al neurólogo y me dijo puede ser cualquiera de estas tres cosas: un derrame, problemas con la tiroidea o Esclerosis Múltiple.

El doctor me mandó a que me realizaran una serie de exámenes, entre ellos un MRI, para poder darme un diagnóstico. Estaba muy preocupada porque siempre yo había sido una joven saludable que lo único que me daban eran migrañas. No tenía vicios y no me amanecía saliendo. Luego de todas las pruebas el médico me confirmó que yo tenía Esclerosis Múltiple. Fue un momento muy triste y desesperante para mí. Yo sabía lo que significaba Esclerosis Múltiple. Recordé haber estudiado condiciones demielinizantes en mi clase de genética y lo único que venía a mi mente era un sillón de ruedas y una cama. Yo contaba con mis padres y demás familiares, también con mis mejores amigos Juan y Glenda, c on mi amada iglesia y con mi pastor. Pero aún así, seguía muy triste. Me hospitalizaron para comenzar mi tratamiento y hacerme una punción lumbar. De esa intervención no recuperé y a las dos semanas mi cerebro se había quedado relativamente seco, sin el líquido cefalorraquídeo. Me comenzaron convulsiones pasé dos semanas en el hospital bien grave.

Estuve al borde de la muerte y lo único que me daba miedo era dejar a mi hija y a mi madre sola. El verano del 2008 fue difícil para mí ya que estuve hospitalizada prácticamente todo julio. Con el pasar del tiempo tuve altas y bajas. Durante los dos primeros años me hospitalizaban cada tres meses para mi terapia intravenosa de mega dosis de esteroides. Con cada hospitalización yo aumentaba de peso, efecto de los esteroides. Me pusieron en casi todos los medicamentos existentes para la MS. Comencé con Copaxone luego me cambiaron a Avonex, luego Betaseron con el cual desarrolle alergia a los interferones. Así fue mi primer año con MS. Dado a que estaba bastante inestable en octubre de 2009 comencé con las infusiones mensuales de Tysabri. Con este último medicamento me estabilice y no requerí tantas hospitalizaciones. Estuve en Tysabri por dos años y lo tuve que descontinuar. Luego estuve en Tecfidera y no soporté los efectos secundarios. Desde verano de 2013 volví a Copaxone. En junio de 2014 me cambiaron para la Copaxone de tres veces en semana.

Yo he podido salir adelante a pesar de haber tenido momentos que he sentido que las fuerzas no me dan porque mi mirada, así como mi fe y mi confianza siempre han estado puestas en Dios. Yo soy confirmación de lo que dicen los expertos en cuanto a la importancia de tener grupos de apoyo que en mi caso fue mi amada iglesia, la Tercera Iglesia Bautista de Ponce donde no sólo voy a congregarme sino que trabajo activamente en su liderato. Además de contar con el apoyo de mi familia y el apoyo de mi iglesia, busqué ayuda para el manejo del dolor. Y algo que me resultó muy efectivo es mi chihuahua, Loopsy. Hoy día puedo decir que el diagnóstico le dio un giro de 180 grados a mi vida. Tuve que cambiar mis prioridades y aprender a hacer una cosa a la vez. Recuerdo que en un principio fue muy difícil porque siempre he estado metida en muchas cosas. Comencé a hacer lo que mami me aconsejaba, hacer una cosa por día, que en mi agenda hubiera tiempo para yo poder descansar y estar bien para mi hija.

Otra cosa que tuve que aprender fue a decir que no cuando no podía hacer algo y vivir un día a la vez. Tuve que aprender que no soy la única con dolor crónico y también tuve que dejar de beber medicamentos por cualquier molestia. Estos seis años me han enseñado a vivir mejor, a valorar el ser madre, a amar cada día más a mi hija Alma Griselle, a mi familia, a estrenarme en el 2013 como la titi de mi amado Luis Manuel, a apreciar cosas que antes quizás pasaban por desapercibidas y a aceptar que mi tiempo no es el mismo de una persona que no tiene MS. No todo en estos seis años ha sido dolor. En el 2009 me gradúe de Epidemióloga de la Escuela de Medicina de Ponce siendo Honor. Distinción otorgada por la PSM a estudiantes con promedio de 4.00. He trabajado como vendedora de planes médicos, como coordinadora de propuesta y como profesora universitaria. He realizado muchas cosas en mi vida y todavía me faltan más. Sigo con mi sueño de estudiar medicina y para el cual estoy trabajando, pero mientras eso llega no pienso dejar de disfrutarme lo que Dios le ha placido regalarme hasta el día de hoy.

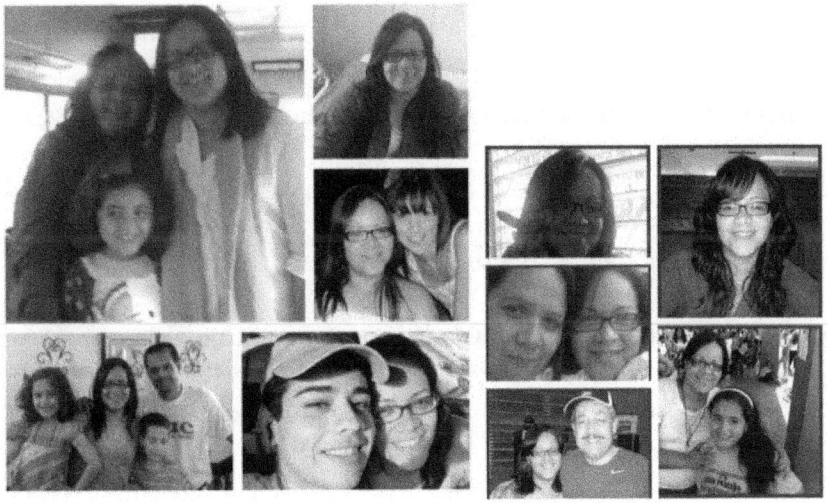

Por María Estremera. Ponce, Puerto Rico.

Mi vida tiene un propósito

Mi nombre es María Isabel Estremera Román. Les voy a contar mi historia con la Esclerosis Múltiple, una historia basada en la fe. Fe de que toda mi vida está en manos de Dios quien está conmigo en cada etapa de mi vida.

Mi conocimiento sobre Esclerosis Múltiple comenzó con una prima por parte de padre. Al no vivir cerca de ella sólo entendía que la Esclerosis Múltiple causaba debilidad. Luego mi Hermana, Marybelle, fue diagnosticada con Esclerosis Múltiple. Pero mi conocimiento seguía siendo poco, porque ella vivía en otro pueblo y yo desconocía muchas cosas que le pasaron. Mi hermana es muy vivaracha y ante su adversidad; siempre que la veía se mostraba alegre, pero pasaron situaciones graves con su enfermedad que yo no supe en el momento que ocurrieron, si no más adelante. Yo estaba envuelta en la crianza de mis cuatro hijas y no pude estar con ella en esos muchos momentos difíciles.

Una de mis tías también fue diagnosticada, y poco a poco fui

conociendo las diversas facetas de la enfermedad. Mi hermana menor

presentó un síntoma y luego del MRI, también fue diagnosticada con

Esclerosis Múltiple. Pero hasta ahora no ha presentado grandes

cambios, aparte de la memoria y cansancio.

En el año 2005, luego de destetar a mi cuarta hija, quien

entonces tenía tres años, comencé a tener problemas de la vista. En

noviembre comencé a ver doble. Mis hermanas inmediatamente

querían que fuera al neurólogo, pero yo decía que tenía que ir a un

oftalmólogo. No aceptaba la situación. Seguí conduciendo y tratando

de seguir mi vida normal, pensando que todo era pasajero. Al ir al

oftalmólogo con mi hermana, me refirió a un neuro -oftalmólogo. Al

hacerme el MRI del cerebro se confirmaron las sospechas que yo

negaba rotundamente; tenía que aceptar un cuadro compatible con una

activa Esclerosis Múltiple. Para mí fue devastador por mi

desconocimiento y por no tener el control de mi vida, y temor porque

mis hijas tenían, tres, seis, diez y doce años. Visité al neurólogo y éste

me indicó que tendría que hospitalizarme para darme tratamiento, pero, por ser diciembre, mis hijas tenían sus presentaciones navideñas del colegio y yo no me las iba a perder y tenía que ayudarlas. Aunque apenas veía bien, me disfruté ese momento especial con ellas. La otra semana fui hospitalizada para el tratamiento de cortisona y para hacerme una fusión lumbar.

He sido bendecida por tener una familia que me apoya al 100. Fue duro estar en el hospital sobre todo no poder practicar una de mis grandes pasiones, leer. Pero conocí personas que estaban en situaciones peores y que ya que no podían leer, ni ver bien, aproveche para tener grandes conversaciones con Dios. Dios fue mi aliento cuando en las noches lloraba en silencio, por el temor de no volver a ver. El 22 de diciembre me dieron de alta, pero aun veía doble. El 23 de diciembre fue mi décimo quinto aniversario de casada. Gracias a Dios por la comprensión de mi esposo David, mientras estuve de cama y apenas me podía levantar. Poco a poco fui recuperando mis fuerzas y mi vista. Fue una Navidad distinta que me hizo recapacitar en que muchas veces gastábamos tanto entre ropa, salidas, juguetes, fiestas, etc. Y esa Navidad yo estrené pajamas para el hospital y por primera vez despedíamos el año en nuestra casa con nuestras hijas.

Gracias a Dios para el seis de enero me sentía totalmente recuperada. En la oficina de mi neurólogo me orientaron sobre los medicamentos disponibles y me recomendó Copaxone. Comencé a inyectarme y busqué opciones para mejorar mi salud. Hubo personas, quizás bien intencionadas, que me dijeron que los esposos no aguantan esta enfermedad y se terminan yendo, que terminaría caminando de una forma extraña y otras cosas que no vale la pena ni repetir. Tuve que confiar que no importara mi situación seguiría hacia adelante. Me sentía tan recuperada y agradecida a Dios por una nueva oportunidad que valoré grandemente el poder ver de nuevo.

En mayo compramos y nos mudamos a otra casa cerca de mis suegros y más accesible y cerca del colegio. En junio tuvimos la grata noticia de que le habían regalado a David un viaje familiar a Disney con todos los gastos pagos por ser vendedor del año. Me lo disfruté al máximo valorando cada paso que daba. En septiembre me inscribí en un gimnasio y David recibió la grata noticia que recibiría un premio en

Dubai y que iríamos los dos con todos los gastos pagos a Londres y a Dubai; esto sería en noviembre.

En octubre tuve una gran sorpresa, estaba embarazada. Tuve que dejar el medicamento y el neurólogo me indicó que no me preocupara porque en el tiempo de embarazo y lactancia todos los síntomas de la enfermedad se detienen. Fue un buen embarazo lleno emociones por el reto que tendría con 5 hijas.

Finalmente el 21 de junio del 2007 nació mi quinta hija, Crystal Sofía. La lacté todo el tiempo y al llegar al año y medio años, que ya comía, aunque todavía la lactaba, tuve mi primera recaída. Esta vez era falta de sensación en las piernas e infección de orina. Me dieron el tratamiento en mi casa. Estando en mi casa escuché por la radio a un médico naturista hablar sobre como se podía mejorar la Esclerosis Múltiple con una alimentación a base de papa y zanahoria. Decidí visitarlo, modifiqué mi alimentación totalmente a vegana. Le llaman el ayuno sustentado con papa y zanahoria. En el año 2009 cambié totalmente mi alimentación. Mejoré grandemente y puse en oración mi preocupación de seguirme inyectando. Tenía una gran ayudante, mi cuarta hija Karla Isabel; ella me recordaba todas las noches que me

pusiera la inyección y me acompañaba. Por último en el año 2010 dejé

el medicamento. Todo esto se lo indiqué a mi neurólogo; él me indicó

que estuviera atenta a cualquier síntoma. Continuaba ejercitándome

pasivamente, pero en el 2012 visité a otra neuróloga porque me

quedaba más accesible. Le pregunté a la neuróloga que podría hacer

que me diera más energía. Ella me indicó que lo ideal era hacer más

ejercicio. En mi búsqueda conocí mi entrenador de Crossfit, comencé

de cero. No corría y apenas tenía fuerza. Él me recomendó que

añadiera carnes a mi dieta, pero yo no quería arriesgarme.

Durante el 2013 supe de una doctora por internet que tenía

Esclerosis Múltiple, pero con un cambio en la alimentación y

vitaminas había dejado su silla de ruedas y corría bicicleta. Comencé a

indagar y por medio de FB supe del testimonio de la Dra. Terry Wahls

y la Dieta Paleo y como ella se había beneficiado. Básicamente ella

recomienda comer tres tazas de hojas verdes, tres tazas de verduras

ricas en azufre, tres tazas de colores brillantes, carne de animales

alimentados con pasto, vísceras y algas. No se puede comer gluten y se debe eliminar el azúcar. Esto es sumamente dañino pues el gluten añade sedimento al cuerpo y el azúcar hace mucho daño. Suplementos como Complejo B, Coq10 y Omegas. Antes de añadir las carnes, a lo que estaba renuente, busqué información y sobre todo pedí dirección de Dios. Conocí distintos testimonios que usaban la dieta Paleo junto con Crossfit y comenzó otro cambio en mi vida.

A partir de que comencé con la dieta paleo mejoré en mi rendimiento al correr y al levantar pesas. Una de mis metas era correr un 5K, pero no caminarlo sino correrlo totalmente. Para la Gloria de Dios ya he corrido tres 5k y un 3k, y he ido mejorando en el Crossfit. Gracias a Dios no he vuelto a tener una recaída y, como siempre digo, Dios me tiene de pie. Nunca fui de hacer deportes en la escuela, por ende esto es un gran logro para mí. Asisto cuatro días a la semana a Cross Caribe Inc. donde entreno y me fortalezco cada día más. Con el apoyo de mi familia y la fortaleza de Dios, seguiré adelante, según el propósito que Dios tenga para mi vida.

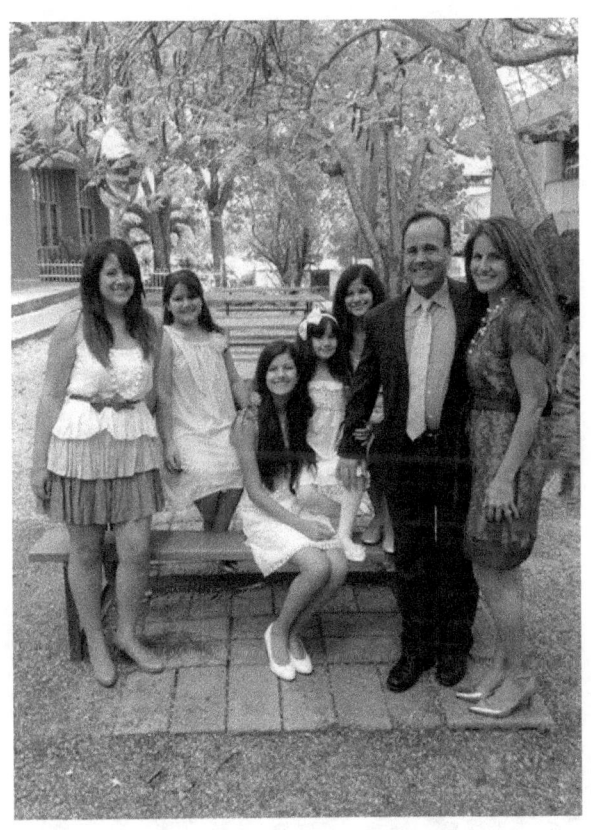

María Estremera junto a sus hijas y espso

En el 3k de la Fundación de Esclerosis Múltiple. Mis hermanas Caris y

Marybelle, quien lo hizo con su andador

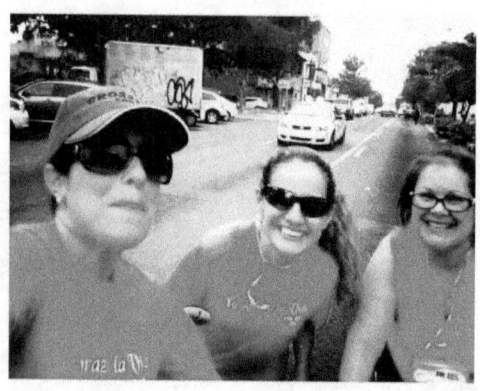

Con mi Hermana Caris y mi hija Isamar

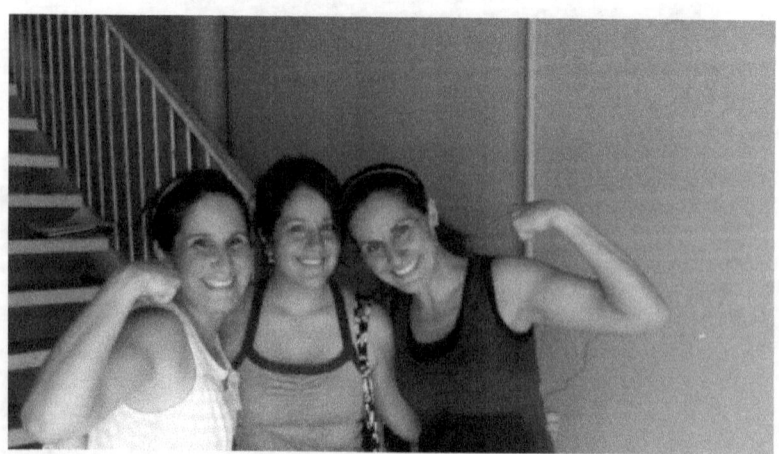

Por Mireily Laboy Rodriguez. Yauco, Puerto Rico.

Quisiera comenzar por indicar que mi nombre es Mireily
Laboy Rodríguez, tengo 20 años y soy del pueblo de Yauco. Fui
diagnosticada con Artritis Reumatoide Juvenil en Abril, 2008 más en
Marzo, 2010 con la condición de Esclerosis Múltiple. Desde muy
joven he tenido que batallar con dichas condiciones. Llegué a
preguntarme; Por qué Dios mío, por qué a mí. No fue fácil, pasé por
altas y bajas, pues me encontraba en pleno desarrollo personal-
académico. Pasé un intervalo de 72 horas para asimilar la Esclerosis
Múltiple. Recibí el tratamiento adecuado y las pruebas rutinarias tanto
para la Artritis como la MS. Al fin de cuentas; con el pasar del tiempo
me di cuenta que todas las situaciones por las cual pasaba tenían un
propósito. Comprendí las razones del enorme oleaje de emociones que
estaba atravesando. Hoy día soy una joven luchadora, llena de
esperanza, de fe y entusiasmo que sin importar cuan dificultoso o
arduo sea el camino, me enfrento con coraje y valentía. Lucho
diariamente por ganarle la batalla a los sinsabores, quejas y dolamas de

mis condiciones. La actitud positiva ha sido y es una pieza clave en mi vida porque me ayuda a superarme y a seguir adelante.

A todas aquellas personas que en algún momento se han sentido o se sienten abatidos o sin ánimo para seguir hacia adelante, les digo: Cada mañana es una buena oportunidad para comenzar, no están solos. Dios no les da una carga que no puedan sobrellevar. Siempre hay una salida y una luz en el camino.

Yo tengo la certeza de que Dios es mi sostén, mi timón, el que dirige mi vida, el que cambia mis lágrimas por sonrisas, mis tristezas por alegrías y mis problemas por bendiciones. Por eso en los momentos buenos y en los no tan buenos; vivo mi vida a plenitud y agradecida de Dios. A todos mis seres queridos, mil gracias por siempre apoyarme incondicionalmente y por ayudarme en todo momento.

¡Los amo! Dios los bendiga siempre;

Mireily

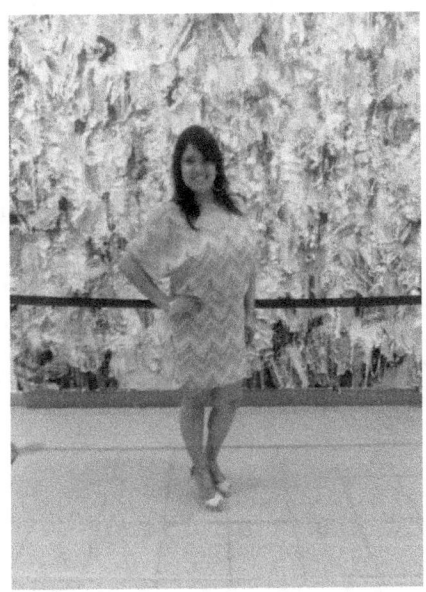

Don Herbert Santiago Valentín, amigo

apreciado de Mireily

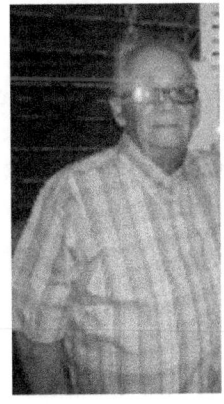

Don Herbert escribe sobre Mireily:

Conocí una niña del pueblo de Yauco llamada Mireily Laboy Rodríguez teniendo 16 años. Joven bella físicamente, llena de salud y una inteligencia impresionante, respetuosa, amorosa y con unos sentimientos de humanidad por sobre lo normal para su edad. Mirándola siempre como la hija que Dios no me permitió tener (me dio 12 varones), la tomé como mi hija adoptiva, interesándome por ver su progreso escolar. A los 16 años la diagnostican con Esclerosis Múltiple.

Todos estos diagnósticos son difíciles de ingerir para un anciano que siempre ha vivido pensando en el bienestar familiar, he sufrido lo indecible sin poder demostrarlo porque creo que ante los designios negativos, hay que aferrarse a la Fe Cristiana para no permitir que la adversidad nos destruya. Poder orar y pedirle a nuestro gran Dios que no le quite su mano poderosa de su joven corazón para que pueda lidiar con las negatividades que la vida le pueda ofrecer.

Lilliam Rodríguez, madre de Mireily, escribe algunas palabras sobre su hija:

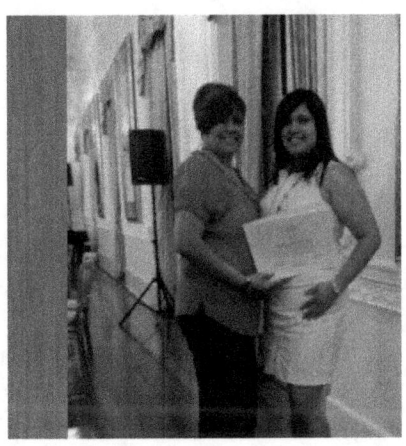

En Abril, 2008 la reumatóloga Dra. Liza Vázquez Gobián descubre que mi hija Mireily Laboy Rodríguez padece de Artritis Reumatoide Juvenil a los 14 años. Comenzó a tratarla y por unos síntomas reflejados le hacen otros estudios, estando hospitalizada en San Jorge Children's Hospital debido a un temblor en el brazo izquierdo y en la pierna izquierda lo que le impedía el libre movimiento y ejecutar tareas aptas de su edad. Además presentaba dificultad respiratoria. Todo esto surgió el 23 de febrero de 2010 cuando mi hija tenía 16 años.

Recibió tratamiento adecuado acorde con el padecimiento y el 5 de marzo del 2010 me informaron los resultados de las pruebas hechas. Reflejaron que mi hija padecía de Esclerosis Múltiple. La Dra. Liza Vázquez y demás médicos me alertaron de la peligrosidad de los posibles efectos causados por este mal. Esto ocasiona en mi mente un impacto nocivo. Todos mis pensamientos se fueron en negativo y pensé que mi mundo y mi vida habían llegado al fin. Luego mi Fe Cristiana, mis principios y el mundo de amor que a mi hija he dado comenzaron a causar efectos positivos. La labor psicológica de los doctores unidos a los conocimientos científicos nos llevaron al camino correcto y luchando por hacer de mí el vehículo para guiar los futuros pasos de mi hija, los que unidos a mi Fe Cristiana he ido aplicando y moldeando para dar alegría y seguridad a mi hija querida. Gracias a mi Dios y a los profesionales de la salud y a todos los seres que Dios ha puesto en nuestro camino para seguir adelante.

Por Alexsandra García. Ponce, Puerto Rico.

Una noche de MS.

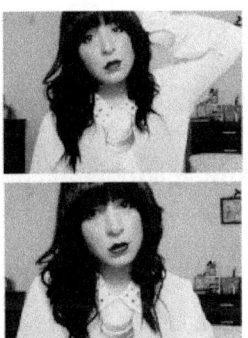

Tengo 23 años y mi habitación está repleta de los utensilios de ayuda que generalmente encuentro en los hogares para las personas seniles; el olor ciertamente no es juvenil y mi apariencia mucho menos. Dudé muchísimo si debía escribir este, ¿articulo? Lo que sea. Me he encargado de que las personas me vean como un chiste andante, siempre positivo y siempre sonriente. "Eres luchadora", "eres tan fuerte", "te admiro tanto" es lo que dicen, así que supongo que esto decepcionara un poco a mis fanáticos del positivismo. No recuerdo el día en que el aire prontamente se volvió una pesa del gimnasio, hay días en que moverme es el ejercicio más retante; caminar duele, moverme duele, ponerme de pie agota, sentarse es una muy mala broma y ciertamente el descanso es toda una paradoja porque aparentemente mi cuerpo mientras duermo por sí solo se va de guerrilla. Desde que me despierto el día es un reto, la verdad es que no recuerdo cómo se siente sentirse plenamente bien. Hay que inventarse y alucinar las energías, abusar de lo que sea que encuentres para estar activo; hay que aprovechar la extraña adrenalina que causa el cansancio; hay que hacerse una cirugía en el rostro para que la sonrisa no se te caiga; hay que callarse para que la familia no se aburra de tus quejas y hay que ser muy, pero que muy cojonudo para estar de buen humor. Las personas te dicen "tienes mi apoyo y mi comprensión, sabemos que no es fácil", claro acto seguido te dicen "pareces una vieja, siempre te estás quejando" ¿No es más fácil decir "tienes mi apoyo y comprensión en tu silencio"? Las personas te hacen preguntan como estas y sabes que tienes que responder que estás bien porque eso es lo que esperan oír, no escuchar, solo oír. Está puñeteramente difícil entender a las personas, lo digo porque ni yo misma me entiendo y tampoco pretendo hacerlo. Creo que entender algo es justo lo que degrada el entusiasmo. Prefiero no entender algo y que así no pierda la vida llamativa o pretender que no lo entiendo porque al final entendí que no todo debe ser entendido y eso es entenderlo. ¿Les enredo? Lo

sé, eso es típico en mí.

Sobrevivir el día sin sentirse como mierda es parte del juego.

Al final del día has fingido tanto la buena salud que llegas a creértelo.

Claro, hasta que te sientas en el "toilet" o te recuestas un momento y

en la soledad tu cuerpo te recrimina el exceso de energía que no tienes.

¡Pero que siga el abuso de teatro! ¡Ah! ¿Qué les digo de ser social?

Salir de joda en la noche es experimentar un mes de trabajo "overtime"

en algunas pocas horas. La cerveza cansa, el calor más y si eres una

persona empática, hasta la misma gente te agota. Y luego vienen las

fotos, hay que posar lindo y sensual porque esas fotos se subirán a las

redes sociales en las cuales la semana pasada publicaste lo positivo y

lleno de fuerzas que te sientes para luchar contra todo, y lógico, las

fotos tienen que lucir con esa misma fuerza y energía positiva. La

verdad es que esas redes sociales son igualmente una pesudo-alegría en

las que te esmeras publicando citas entusiastas y publicando lo

increíblemente positivo que estás, la gente se llena de admiración y así te vuelves un maestro de luz para tus "amigos" en las redes sociales. El alma se regocija en pie de lucha, el cuerpo te rompe en pedazos y tu mente no sabe quién eres: si eres ese individuo realmente fuerte o un circo pendejo andante. Piensas estas cosas y la conciencia te destroza, ¿Cómo eres capaz de sentir y pensar con esa minusvalía por la vida y la alegría? Existen enfermedades más severas, dolores más trágicos, situaciones aún más horribles. ¿Cómo eres capaz de pensar así? Pero la realidad es que tú vives solo lo que vives y sentirte mejor por imaginar tener lo que no tienes es tan miserable como que el dolor ajeno te sirva de consuelo.

Tengo 23 años, por un breve tiempo estoy en silla de ruedas porque aunque siento mis piernas, las mismas no tienen fuerza para sostenerme, entonces, me visto de miseria mientras pienso que podría ser peor, pero saberlo no me hace sentir mejor. Aquí no quiero pecar de débil ni de trágica. Supongo que esa energía positiva repercute en mí, pero la verdad quería vestirme de mí misma y "mí misma" en estos momentos es un individuo escalando una macro-montaña de realidades humanas. El punto es que estamos jodidos y es igualmente triste y admirable las maravillas que podemos hacer los seres humanos con nuestras vicisitudes. ¿De esto es el arte? Sí. De aceptar que las utopías no existen y que no estar bien es parte de sentirte bien.

Tengo 23 años y la sangre que corre por mis venas arde mientras fluye; las células parecen morderme y mis músculos son los soldados sobrevivientes de una guerra que no termina y que va al comando de mis obligaciones humanas. Este no es un escrito alegre, tampoco poético, aquí me valió verga el lenguaje culto; este es un escrito para demostrar que también ser valiente y fuerte concibe ser real y estar herido. La belleza no necesariamente tiene que lucir bella; la fuerza no necesariamente tiene que lucir fuerte; la vida escasamente luce viva, aun así, la belleza de la fuerza que se siente al estar vivo es esa unidad que sientes con tu ser cuando reconoces que apenas puedes dar un paso más, pero tus pies por si solos lo dan. Estoy siendo fuerte porque soy débil, y mi debilidad encuentra la fuerza para no dejar de existir. Mientras exista mi debilidad, estoy consciente de que estoy viva. Y viva quiero estar.

Por Odemaris Ramos. Mayagüez, Puerto Rico.

Mi nombre es Odemaris Ramos Torres, tengo 38 años y fui diagnosticada a los 37. Todo empezó la primera semana de septiembre 2013. Lo primero que me sucedió fue que de buenas a primeras perdí la coordinación de mi lado derecho (no podía coordinar básicamente los movimientos motores finos). Fue el martes que noté los primeros síntomas, pero no fue hasta el jueves que decidí llamar a mi médico primario; éste me indicó que fuera ese mismo día al hospital. Pues así lo hice. Fui a sala de emergencia, en lo que llegaba mi médico internista, el doctor de sala de emergencia me ordenó un CT Scan, el cual salió bien. En eso llegó mi médico y éste me dijo que aún cuando el CT había salido bien, él necesitaba ordenar un MRI, por lo cual tenía que pasar la noche en el hospital. Así se hizo; pasé la noche en el hospital. Al día siguiente temprano me hicieron el MRI, y como a los 10 minutos de salir del estudio llegó el neurólogo al que le habían pedido la consulta, este me volvió a indicar que aún cuando el CT estaba bien en el MRI había evidencia de lo que aparentaba ser Esclerosis Múltiple, (eso fue como un balde de agua fría), pero que había que hacer la "punción lumbar"; entonces me dieron de alta, y comencé a ir a la oficina del neurólogo que me está atendiendo actualmente y me dio la cita para la punción para el 6 de diciembre. A la semana me dieron el resultado y el día 19 de diciembre el doctor me dio el diagnóstico oficial. Me ordenó tratamiento de Solumedrol por tres dias consecutivos y luego empecé con tratamiento de Avonex el dia 13 de enero 2014. Estoy muy bien gracias a Dios, y espero estar así por siempre con la ayuda de Dios.

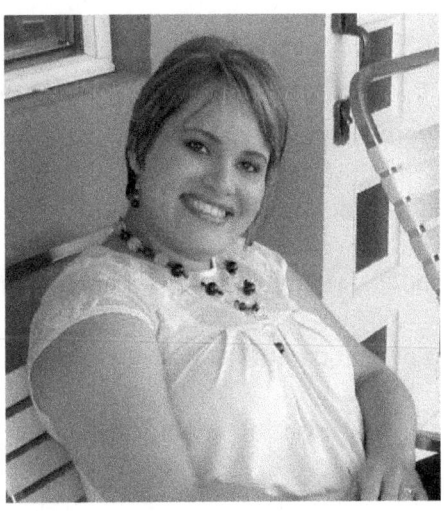

Por Rose López. Carolina, Puerto Rico.

Mi historia

Mi nombre es Rose López Rivera, tengo 24 años y fui diagnosticada oficialmente el 1 de octubre de 2012 con Esclerosis Múltiple, y ésta es mi historia: Parecería que soy muy joven para tener ésta condición, pero si se hace un poco de búsqueda en el internet, se encontrarán con que la edad promedio para el diagnóstico u aparición de la misma es entre los 20 y los 40 años. Yo no conocía de la existencia de esta condición, al igual que son pocos los que conocen de qué se trata, pero por suerte del destino me tocó tenerla.

Los síntomas comenzaron cuanto estaba ejerciendo la práctica en el Tribunal de Hato Rey de mi bachillerato en Justicia Criminal. Era el año 2010, y estaba en el Tribunal cerca de 8 horas diarias. Tenía carro, mi primer carro el cual compré con mi beca por honor de la universidad, pero no solía usarlo mucho porque el estacionamiento frente al Tribunal era bastante caro. Vivía con un grupo de muchachas en Escorial, y la tía de quien era mi novio en aquel entonces era quien me llevaba por las mañanas a donde yo ejercía mi práctica.

Ella trabaja en el Auxilio Mutuo, por lo cual era relativamente cerca. Para regresar, si no era con "pon", pues era en trasporte público. También tenía mi part time. ¿Por qué cuento todo esto? Porque creo que es relevante para entender el por qué tenía tanto estrés. Y para completar, mi familia es original de Cidra, al igual que yo, así que apenas veía a mi madre y a mi hermana. No tenía muchas amistades, así que, aparte de mis roommates y la familia de quien era mi novio, me sentía bastante sola. Un día, estaba tomando notas y perdí el control de mi mano derecha. Incluso aprendí a escribir con la izquierda de lo desesperante que eran esos movimientos involuntarios.

A veces caminaba con dificultad, ya que la pierna derecha me fallaba, incluso había veces que la arrastraba. Y ni hablar de las veces que hablaba con la lengua pesada y sentía que me la tragaba. Quien era mi pareja me dijo "no lo aguantes, deja que te tiemble la mano" en una de las veces, y recuerdo jocosamente que me dio un gancho de metal y me dijo "¡Descarga la electricidad aquí!". Cada vez era más desesperante la situación, sobretodo porque no sabía que era lo que me pasaba. ¿Por qué no iba al médico?

Porque como recién había cumplido los 21, me quedé sin plan médico. Pero entonces, busqué información, si se le puede llamar así, en You Tube. Puse mis síntomas en el buscador, y de repente apareció un video demostrando síntomas que eran iguales a los que yo sentía (movimientos involuntarios sobretodo) y salió que eran síntomas de Esclerosis Múltiple.

Entonces recordé la lectura de un MRI que me habían hecho, en el cual me diagnosticaron un adenoma en la pituitaria, y abajo en un párrafo pequeño decía algo así como que había pérdida de mielina, posible síntoma de Esclerosis Múltiple. "Eureka", ya sabía lo que tenía, pero no había ningún médico que lo confirmara. Ya estaba por ir a la escuela graduada, así que estaba llenando mi solicitud para el EXADEP. Lloré desconsoladamente cuando me percaté que me tardé casi una hora en llenar la solicitud. No podía controlar mi mano derecha. ¿Cómo podría hacer mi examen si no podía ni escribir mi nombre? Por fin tuve mi plan médico, y me asignaron la IPA 636 en Carolina. Cuando fui la primera vez, la Dra. Rodríguez me preguntó: ¿En qué te ayudamos en el día de hoy?

Yo le pedí un lápiz y papel y le mostré lo que me estaba pasando y le dije "No sé qué es lo que tengo, pero tengo un examen muy importante, el EXADEP, y quiero hacerlo bien, por favor, dame algo para detener esto..." Ella con cara de sorprendida, me recetó Prednisona, y me detuvo los síntomas. Además me envió la orden para un segundo MRI, esta vez para ver si de verdad yo tenía Esclerosis Múltiple, ya que le había comentado que yo sospechaba que fuera eso. Y finalmente, en ese MRI decía 21 year old female with Multiple Sclerosis.

Ya era el 2011, no recuerdo con exactitud la fecha, pero me enviaron una carta del plan médico, MCS tenía la reforma para ese entonces, que decía que no necesitaba referidos para los especialistas. De cualquier manera, cuando fui a la IPA para que me orientaran, me dijeron que como quiera necesitaba que fuera a buscar el referido. Recuerdo que una vez, el director de la IPA, no recuerdo su nombre, sólo que era bien raro, me hizo una cita y cuando me vio y miró mis MRI me dijo "Tú no tienes Esclerosis Múltiple, te ves muy bien para tener eso".

De cualquier manera, me dieron el referido y al primer neurólogo que fui a visitar fue al Dr. Ezquenazi en el Auxilio Mutuo. De verdad, me estaba hablando dormido, y las órdenes médicas que me dio, ni yo las entendía, de verdad que no se entendía lo que quería que me hicieran. Cuando las llevé a la IPA, me autorizaron solamente el Electroencefalograma, de 15 minutos. Cuando vuelvo a dónde Ezquenazi, y él me pregunta si me habían hecho la punción lumbar, y un montón de cosas más, yo estaba bien confundida porque eso no era lo que decían las órdenes. Finalmente, molesto, y nunca olvidaré esas palabras porque me marcaron bien negativamente, me dijo "yo no estoy aquí para perder mi tiempo con nadie, si no quieren mandarte a hacer los exámenes, que te manden a Centro Médico". Yo salí de su oficina hecha un mar de llanto, porque ni me confirmó si tenía Esclerosis Múltiple y me hizo sentir cómo si yo fuera un billete falso o algo así.

Esa fue mi primera experiencia con un neurólogo, luego fui a ver a un Dr. Chinea, pero no el de Hato Rey, sino uno que hay en Carolina, pensando que era el mismo. Era un hombre mayor, y cuando me vio y yo le di mis MRI los tomó y me dijo "Yo no voy a ver ésto,

tú no tienes nada, te ves excelente; tú lo que tienes es fibromialgia".

Salí más confundida aún, y me recetó ansiolíticos y antidepresivos.

Obviamente, no me los aprobaron porque esos medicamentos sólo los

puede recetar un psiquiatra, no un neurólogo. Cuando fui a mi IPA,

terminé aún más estresada, con antidepresivos en APS.

Finalmente, fui a mi doctora primaria, a la IPA, pero siempre

me atendía alguien diferente, a solicitar un referido para que un

neurólogo de Centro Médico me evaluara. Sus palabras fueron "Ya te

han visto dos neurólogos y el último ya te dijo que NO TIENES

Esclerosis Múltiple". Yo lo tomé como cierto, asumiendo la "pericia y

conocimiento" que tienen estos "profesionales de la salud". Pero un

día, 1 de octubre de 2012, me fui a levantar de mi cama y todo me

daba vueltas. No podía casi caminar. Ese día, un compañero de trabajo

que se iba conmigo, ya que éramos vecinos y él no tenía carro me dijo

al verme: "Rose, tú no puedes trabajar así". Llamó al gerente de turno

y me excusó y me dijo "Yo te llamo horita para ver como sigues,

descansa". Así que me acosté a dormir, y mi madre, que vive en Cidra, me llamó "Rose Mary, ¿estás bien?" y entre lágrimas le dije "No mami, no lo estoy..." y le expliqué lo que sentía. Estaba en el cuarto, porque ya para este entonces vivía sola, y llegué casi arrastrándome a la sala. Cuando llegó, que fue bastante rápido considerando que venía desde Cidra, le tuve que tirar las llaves para que abriera la puerta porque yo no tenía fuerzas en mis piernas. Mi hermanita, de 9 años en ese entonces, fue la que me puso la ropa.

Fuimos al Hospital de Área en Carolina, de donde me transfirieron a Centro Médico. Yo pensaba que era el adenoma en la pituitaria, porque veía borroso y el dolor de cabeza era horrible. Además llevaba meses sin tomarme los medicamentos para evitar su crecimiento; quería que me lo operaran y ya. En Centro Médico me hicieron otro MRI al día siguiente, y llegó un neurólogo a decirme "Tienes una enfermedad llamada Esclerosis Múltiple". Yo me quedé totalmente sorprendida, porque de verdad yo no creía que tenía eso. Empecé a tratarme en las Clínicas de Neurología de la Escuela de Medicina con Avonex, cuyos efectos secundarios eran horribles; pasaba las noches con escalofríos y si me tomaba una pastilla para dormir, cuando me levantaba la cama estaba mojada en sudor. Estuve un año con ella, hasta que un compañero de trabajo me habló sobre el Dr. Ángel Chinea, y que aceptaba reforma si tenías cubierta catastrófica. Cuando cambié de IPA pude entender que con la misma no necesito referido del médico.

Actualmente, estoy con Tysabri, que es un medicamento relativamente nuevo pero me ha hecho mucho bien; he mejorado considerablemente. No niego que me da miedo pensar que algún día despertaré y no podré caminar o moverme, pero yo creo en un Dios de milagros. No es religión, es una relación; y sí, creo que si Dios permite csto, es porque somos barro fresco, y Él es el alfarero que nos moldea y hará su milagro, en su tiempo. ¿Sabes que es un milagro? Abrir mis ojos cada día, caminar, estudiar, trabajar y poder vivir sola, independiente. Sí, con mis limitaciones, pero con más ánimos que nunca, porque esta vida es hermosa.

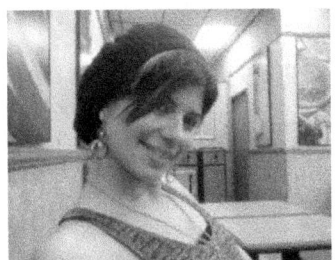

Por Clara Romero Cruz. Ponce, Puerto Rico

Mi mundo junto a la Esclerosis Múltiple y Otros Intrusos

Soy la hija mayor de mis padres. Ellos no me esperaban ya que hacía diez años de matrimonio y mi madre no podía tener hijos. Todos dicen que nací por la fe de mi abuelo y su ilusión de tener una nieta de su hijo. Todos querían ponerme un nombre y fue una amiga de mi familia de las Monjas Clarisas, la madre superiora, quien me puso Clara María de los Ángeles Romero Cruz. Fui una niña muy activa y entrometida como ningún otro niño. En la escuela era aprontá, como dice mi madre, y participaba en todo. A los ocho años comencé a leer en la iglesia las lecturas. También entré al instituto de música Juan Morel Campos a tomar clases de guitarra. Luego con el tiempo ampliaría mis habilidades musicales tocando mandolina, cuatro y tiple; participé en el conjunto de cuerdas puntuada con la mandolina y el cuatro, en el conjunto de tiple, en el coro y el coro de cámara. Canto, como siempre digo, desde que nací. Mi primer coro fue en la iglesia a los 7. Tomé a los 9 clases de karate. En la iglesia fui Hija de María

65

hasta el punto de haber sido elegida la vicepresidenta. En la escuela

participé en la feria científica ganando primero, segundo y tercer lugar.

Me encanta descubrir cosas nuevas y así fueron mis inicios.

Estudié Producción de Radio y TV en la Católica. Desde mi

primer año entré al coro de la universidad. Por eso es una de mis

universidades favoritas: por su coro, por su propio canal de TV y por

su emisora. Desde pequeña oía Católica radio y quería participar en un

programa. Ya en mi primer año estaba grabando para un programa en

Católica radio: Camino hacia la santidad.

Con este programa logré mi sueño de que me escucharan en

muchos lugares del mundo. Y sí, aunque suene increíble en un

programa en vivo llamaron desde Afganistán, Florida, Michigan y

otros lugares lejos de PR. También en mi primer año ya estaba

colaborando para Católica TV como redactora. Ese era mi otro sueño,

ser redactora de noticias de salud. Tuve la oportunidad de ir de gira por

PR con el coro a todos los recintos de la Pontificia Universidad

Católica de PR. Además en mi segundo año viajé a Canadá y Vermont

con el coro para un festival coral en Canadá muy famoso en Laval,

Canadá. En la universidad al tener un promedio alto, la administración

me llamó para que me motivara a participar del programa McNair.

Muchos solicitan y sólo aceptan a 22. Yo realmente no quería ya que

había que realizar una investigación. Pero mi amor a la investigación

me llamó y mis amistades que no pudieron entrar me convencieron

para solicitar. Comencé a hacer una investigación sobre la Afasia de

broca y entré al programa McNair.

Todo esto que les he hablado sobre mí lo logré hacer a pesar

de múltiples hospitalizaciones desde que tenía 17 días de nacida

debido a asma y gastritis. También visitando a doctores más de una

vez al mes porque yo era como un zafacón, es decir que recogía

muchas enfermedades además de mi problema con la válvula mitral

que colapsó cuando ya tenía Esclerosis Múltiple a los 22 años. Con

una vida tan agitada y llena de enfermedades fue un poco difícil

diagnosticar mi Esclerosis Múltiple. Fue por un golpe duro en la

cabeza que comenzaron los análisis: MRI, CT SCAN, y la punción

lumbar que acertó Esclerosis Múltiple. El recibir la noticia me impactó mucho, ya que por estar haciéndome los exámenes para saber si era Esclerosis Múltiple, perdí la oportunidad de ir a NY a cantar con el coro y comer en el Rockefeller Center. Tuve que dejar parte de mi vida. Dejar a mis amados coros, la redacción de noticias. En el proceso experimenté peleas familiares donde todos se echaban la culpa de mi Esclerosis Múltiple. "¿Qué podemos hacer?", se preguntaban todos "¿Tiene cura?" Y los pequeños diciendo "pero no te vas a morir ¿verdad?" Poco a poco fui instruyéndolos y contestando sus preguntas de forma sencilla para que entendieran. Con el paso del tiempo mi familia se volvió en mi apoyo junto a mi hijo perro, Francho. Me llevaron a conocer personas maravillosas con Esclerosis Múltiple de PR y Estados Unidos.

Comencé a aprender a vivir con la Esclerosis Múltiple. Pude llevar mi vida universitaria normal. Mis compañeros me ayudaban. Con ellos fue que comenzó mi nueva vida. Ellos fueron mi soporte igual que los profesores que entendieron la situación. Aunque algunos no y por ende me tuve que dar de baja de algunas clases. A pesar de varios obstáculos, realice mi práctica en Católica Radio. En el 2014 participé en la competencia de Publicidad de la Asociación de Industriales junto a un grupo compuestos de cinco estudiantes ganando el primer lugar. Me gradué en el 2014 con un bachillerato en Administración de Empresas con concentración en Producción de Radio y Televisión.

Luché contra viento y marea. A veces iba a la universidad en sillón de ruedas, con recaídas. En enero 2014 tuvieron que hospitalizarme de emergencia ya que mi cerebro y mis músculos se inflamaron. Luego en abril del mismo año me diagnosticaron epilepsia. Lo que se pensaba que era movimientos involuntarios resultó ser epilepsia. Nunca me dejé rendir y mi madre, hermana y mis amistades nunca dejaron que me rindiera. Mis sueños se seguirán realizando y así será.

Clara con su perro Francho. Él ha sido una gran terapia para su condición y por eso Clara exhorta a los pacientes a que se motiven a adoptar una mascota.

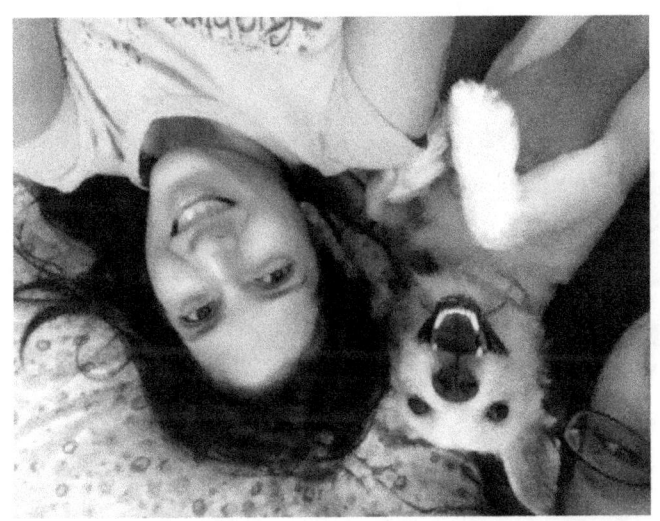

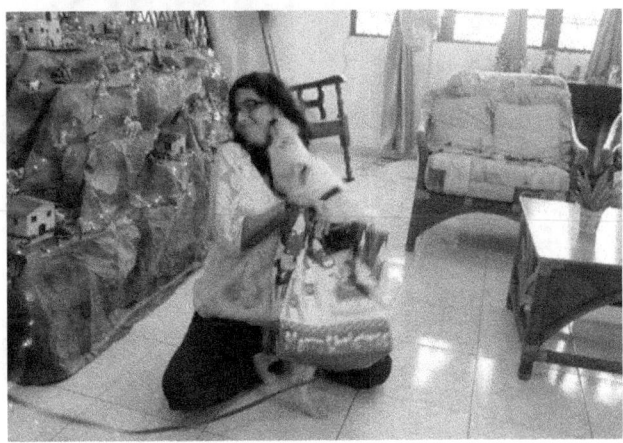

Por Esther Vargas Vargas. Juana Díaz, Puerto Rico

Este collage demuestra que dentro de la condición podemos continuar

llevando una vida normal. Aquí estoy con familia, amistades,

casamiento, vacaciones, embarazo.

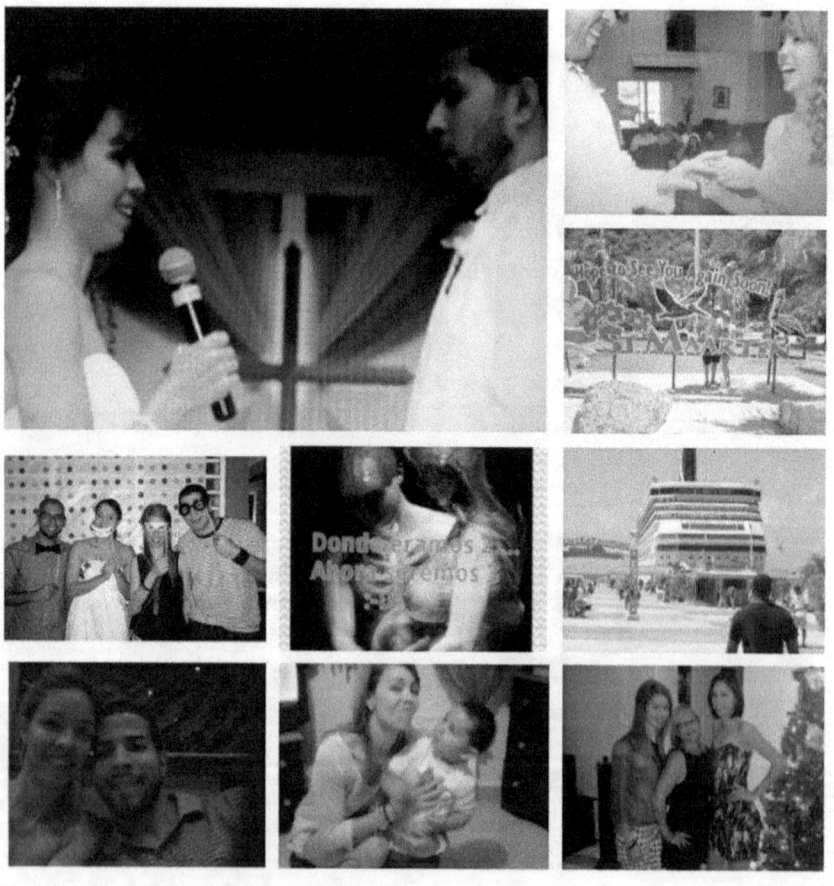

Por Luis Andrés Figueroa Sanabria. Humacao, Puerto Rico.

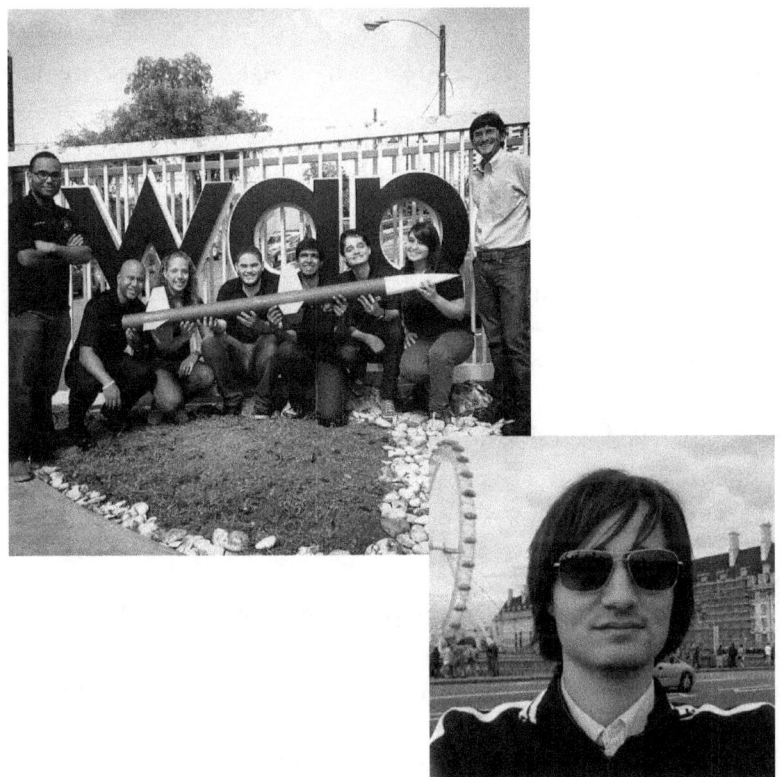

Tener MS no es fácil, no lo niego. Todos los días es una ordalía el simple hecho de levantarme de la cama. Lo hago, y lo hago con orgullo. MS para mí no significa deprimirme todos y cada uno de los días; sí admito que aceptar el diagnóstico no fue fácil. Toda mi familia lloró y cuestionó su fe. Por eso todos los días me levanto con orgullo;

me levanto para dejarles saber que esas lágrimas derramadas fueron en vano.

Se me diagnosticó a finales de enero de 2012, que mala manera de recibir un año nuevo ¿no? No niego que por poco pierdo ese semestre de universidad, pero a través de los siguientes semestres he seguido recuperándome para hoy en día poder decir me gradúo. He hecho que mi familia se sienta orgullosa, y algunos profesores también. Sin la ayuda de ellos no creo que hubiese podido llegar tan lejos.

Terminó ese semestre y se me presentó el próximo. Con el apoyo y consejos de mis amistades, me aventuré a realizar un viaje universitario hacia Europa en verano 2013. Terminó ese año académico y llegó el viaje. Primera cosa que hago antes de montarme en el avión: dejar mis medicamentos; wow! A pesar de eso, fueron 30 días llenos de retos, cosas desconocidas y culturas diferentes. Todos los días me levantaba para caminar un mundo completamente diferente con experiencias nuevas. Nunca he dejado que la MS me detenga.

Llega enero 2014 con una actividad de mi universidad. Me uní

a un grupo que determinaría mi futuro. Este grupo se llama el DART

(Dynamic Aerospace Rocketry Team). Con mi ayuda, pusimos el

nombre de este Puerto Rico por todo lo alto. Mi rol en ésta fue el de

programar un plan de vuelo automatizado que se utilizaría para hacer

un análisis de terreno e identificar puntos seguros de aterrizaje, tal y

como lo usaría NASA en su conquista del planeta rojo; de esto se

trataba la competencia la cual fuimos la única universidad

puertorriqueña y una de las pocas victoriosas en alcanzar la

competencia final.

La competencia constaba de lanzar un cohete con varias

especificaciones dadas por la NASA y varios retos los cuales ellos se

podrían encontrar en el planeta rojo. Tenía que ser un cohete que

siguiera el modelo básico, el cual consistía de dos estados. El primero

que era el propulsor dentro de nuestra atmósfera; y el segundo el cual

terminaría de llevar éste al planeta rojo. Además a esto, nos dieron una

serie de metas a alcanzar durante el transcurso, las cuales consistían de una serie de informes los cuales muchas universidades de renombre en los Estados Unidos no pudieron alcanzar.

Con estas experiencias adquiridas puedo decir que la depresión no es el camino a seguir. Hay que buscar motivación día a día para seguir adelante. Motivación y apoyo de la familia y amistades es el elemento más importante para enfrentar cualquier adversidad en la vida, y claro, un buen médico, al cual le debo mi vida. Él ha sido uno de los pilares más fuertes de los cuales me he sostenido; mi familia ha sido mi camino a seguir y mis consejeros. Esto ha sido un reto el cual he podido sostener en mis hombros y no he dejado que se lleve lo mejor de mí. Al contrario, me ha hecho observar que puedo hacer mucho más allá de lo que, antes del 2012, jamás hubiese podido pensar.

Por Kelia Rosado. Florida, Puerto Rico.

Vivo en Florida. Soy de Puerto Rico y estoy casada con dos nenas. He sufrido de Esclerosis Múltiple casi toda mi vida pero me la diagnosticaron cuando tenía 18 años. Tengo días malos y días no tan malos. No les voy a mentir, llevo ya para 5 años que se me dificulta mucho el caminar pero todavía no acepto la silla de ruedas. La Esclerosis Múltiple no es fácil pero no tenemos más alternativa más que levantarnos y seguir. Si lo hacemos bien o mal que importa. Para mí el apoyo de la familia y seres queridos es fundamental para poder lidiar con los obstáculos día a día.

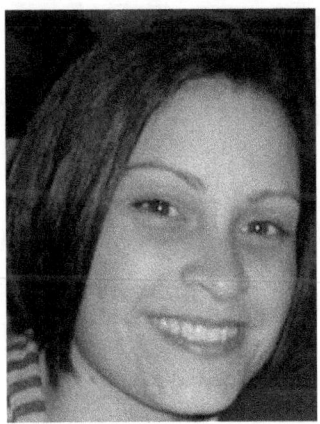

Por Aracelis Pérez. Mayagüez, Puerto Rico.

Mi historia comienza oficialmente en se pide re 2012, donde comencé con unos síntomas raros en mi cuerpo. ¿Qué síntomas? Debilidad en el lado izquierdo de mi cuerpo, visión doble, parálisis en el nervio óptico del ojo derecho, dolor de cabeza. Fui a mi dra de cabecera y ella me envía a hacer me una placa de la cabeza, pero yo no quede conforme con una simple placa y fui a un oftalmólogo, donde al ella ver los síntomas que yo presentaba, me refiere a Centro Medico, para que me pudiesen hacer los estudio pertinentes rápido. Tan pronto me hacen el MRI presento alrededor de 8 lesiones y una punción lumbar positiva. Después de una semana hospitalizada, me diagnostican Esclerosis Múltiple. Voy para 2 años diagnosticada; mi medicamento es Avonex pen, gracias a Dios no he tenido recaídas en este tiempo, solo síntomas como, dolores musculares, debilidad extrema, adormecimiento en extremidades etc. Pero a pesar de todos la Esclerosis Múltiple no me detendrá, tengo 2 niños pequeños que me necesitan y por ellos hago lo que sea; son mi motor para seguir está lucha.

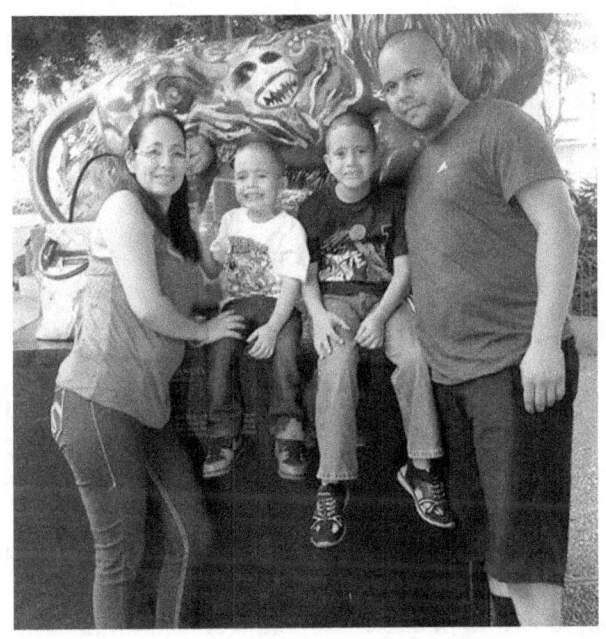

Soy casada, tengo 36 años de edad, vivo en moca y ha sido un placer

compartirles mi historia.

.

ATT, ARACELIS PEREZ

78

Por Ana Belén Gallego. Madrid, España.

Hola buenas mi nombre es Ana Belén Gallego soy española
tengo 44años, soy enferma de Esclerosis múltiple remitente recidivante
(EMRR). Mi historia es como supongo como la mayoría de tod@s los
enferm@s de EM; yo estoy con síntomas desde el año 96 pero
diagnosticada desde el 2010. Esta enfermedad nos afecta a cada uno de
una manera distinta. No hay dos Esclerosis iguales. A mí me vino
acompañada con dos enfermedades autoinmunes más, entonces yo
tengo EMRR, Artritis reumatoide y fibromialgia. Esto es otra faceta de
esta enfermedad; la EM te puede venir sola o con familia, la mía me
vino con familia. Jijijiji. Hay que tomárselo así. Yo antes de esto
trabajaba como trabajadora social, con gente enferma. Y de cuidar
gente pase al otro lado; a pesar de todo no me quejo. Soy autónoma,
gracias a Dios la EM en la actualidad no es sinónimo de silla de ruedas
y en caso de que lo fuera, bienvenidas sea, por lo menos seguimos
vivos, no es mortal.

En mi caso me afecto mucho el libido; me obstaculiza mis
relaciones sexuales, pero tampoco me supone mayor problema con

lubricantes, juguetes sexuales, películas, etc. Hay que querer poner soluciones a los obstáculos que se te van poniendo en esta vida no hay más. Por lo demás dejas mucha gente por el camino... Pero a día de hoy la conclusión que saqué es que no merecían la pena. Explicaciones de mi estado de salud solo a mi marido; lo que piensen los demás me da igual. Os pareceré muy pasota pero como no tomes esa actitud, te amargas y primero yo.

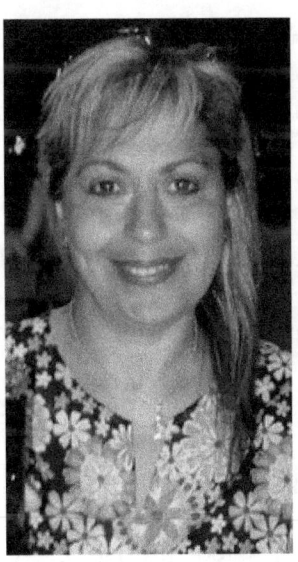

Por Julia Vergara Lupiañez. Málaga, España.

Soy Julia Vergara Lupiañez nací en el año 1969. En el año 1984 me diagnosticaron Esclerosis Múltiple. Fui una de las primeras, con 14 años, me hicieron de todo tipo de pruebas y ante el desconocimiento de la enfermedad, me dieron pocas esperanzas. Los primeros años de la enfermedad fueron muy duros, brotes muy grandes. Pero en el año 1989 pasó algo que empezaría a cambiar todo: quedé embarazada. El médico me aconsejó abortar ante el desconocimiento por aquel entonces de la enfermedad ante un embarazo. Yo dije que no y me quise arriesgar y tuve a mi primera hija, Miryam. En el embarazo estuve bien pero tres meses después del parto me dio en brote más horrible. Me paralizó media cara y pulmón. Conforme me fui recuperando de dicho brote; me metí en un gimnasio para coger fuerzas. El deporte me enganchó. Doce años después fui campeona de Andalucía de fisicoculturismo. Y conforme me iba poniendo fuerte. La enfermedad iba desapareciendo.

Actualmente estoy retirada de competición, pero sigo haciendo fisicoculturismo. Trabajo en seguridad y tengo dos hijos: una de 23 años y otro de 16 años. Los dos son muy sanos y aficionados a sus deportes. La chica practica natación y el chico boxeo. Para mí un placer poder ayudar con mi experiencia a otros enfermos. Sin duda las pesas y las dietas estrictas me ayudaron a vencer la enfermedad. Llevo años asintomática y sin tratamiento.

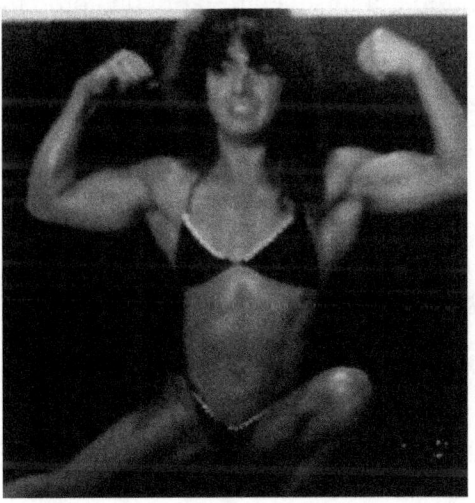

Cuando esta foto fue tomada, Julia ya llevaba 12 años diagnosticada. Presentemente ella lleva 15 años asintomática.

Por Enriqueta Racedo. San Juan, Argentina.

"Javier, no te asustes, pero no veo nada con el ojo izquierdo."Así empezó mi primer brote EM, o MS, hace ya veintiún años, un lunes al levantarme. Me lavé la cara y me froté los ojos varias veces, por si se me habían pegado los párpados. Vestí y acomodé a mis hijas de 2 y 4 años en el auto, y en el camino se lo dije a mi marido. El oftalmólogo me atendió esa misma tarde. Era un gordo malhumorado y muy prestigioso. Después de revisarme y hacerme un fondo de ojos, se puso nervioso y le dijo a la secretaria que cerrara el consultorio y cancelara todos los pacientes de esa tarde. Durante dos horas, me hizo varios estudios, me sacó fotos de la retina y el nervio óptico de ambos ojos, con y sin contraste. No quiso explicarme nada, lo llamó a mi marido. Nos derivó a la capital, a un neuro-oftalmólogo, con las fotos y un informe. Neuritis óptica. Fue la primera vez que oímos hablar de Esclerosis Múltiple. También dijo que podía ser algo vascular, y punto. Se ocupó de programarnos la consulta.

Viajamos al día siguiente a la capital. El neuro- oftalmólogo a su vez derivó a un instituto neurológico donde me hicieron estudios de todo tipo, durante varios días. Descartaron el temido accidente

vascular y la diabetes. No apareció nada en la resonancia magnética ni

en los potenciales evocados. A los diez días, empecé a recuperar la

visión de a poco. A los quince días, veía perfectamente. Estaba muy

contenta, pero al neuro-oftalmólogo no le pareció una buena señal.

Dijo que la remisión era típica de la EM. Pero nadie me confirmó el

diagnóstico y volvimos a casa llenos de incertidumbre. A hacer la vida

de siempre, me dijeron. Y que estuviera atenta a cualquier síntoma..

El diagnóstico se confirmó al año siguiente, 1994. Estábamos

mirando un partido de fútbol del Mundial y yo confundía los colores

de las camisetas. Salí a la calle y no podía leer los letreros. Se me

borroneaban las letras, pero sobre todo no distinguía los colores.

Vuelta a viajar a la capital, batería de estudios. En el test de los colores

no pude reconocer ningún número. Esta vez añadieron la punción

lumbar y además, aparecieron lesiones en la resonancia.

Hubo que esperar como 10 días el resultado de los anticuerpos.

Esa espera fue terrible, me hice las peores fantasías: la ceguera, mis

hijas y mi marido en unos años llevándome en silla de ruedas, deformidades. Mientras tanto, quedé internada 5 días con altas dosis de

corticoides. Me confirmaron el diagnóstico: EM Remitente

Recidivante, y fue un mazazo. Una enfermedad degenerativa,

autoinmune, demielinizante, con posible acumulación de discapacidad,

diferente según cada caso. Más frecuente en las mujeres. La

enfermedad de las mil caras. No hay dos casos iguales. ¿Mis hijas?

¿Iba a poder criarlas? ¿Y nuestros planes de agrandar la familia? Me

dijeron que esperara por lo menos dos años antes de otro embarazo,

para ver la evolución. ¿Iba a tener más brotes y pasar una silla de

ruedas? ¿Iba a perder la vista? ¿Iba a seguir igual que antes? No había

respuestas, tampoco un tratamiento preventivo. Solo esperar y confiar

en que estuviera del lado favorable de las estadísticas. Los síntomas

estaban cediendo, volví a ver carteles, a distinguir colores y a leer bien.

(La lectura era y sigue siendo parte importante de mi trabajo).

Los médicos me contuvieron mucho y me aconsejaron que me

acercara a asociaciones de EM. En Argentina hay varias, en ese

momento estaba EMA, por la que me sentí muy apoyada, y hace

algunos años surgieron ALCEM y otras más. Me mantuve estable durante muchos años. Algunas frases que me dijeron los médicos me ayudaron con la incertidumbre de esos años. Es una enfermedad para vivir día por día. Hay que aprender a vivir con eso. Si te sentís que podés, dale para adelante. Mientras no tengas síntomas, hacé tu vida normal. Lo más normal posible.

Le encontré una explicación a esas contracturas y jaquecas que aparecían cada tanto, a mi fatiga sin causa algunos días, a mi intolerancia al calor y la humedad en verano. Todo eso me había pasado siempre y ahora tenía un nombre y se podía manejar. En el año 2002 entré en protocolo con Rebif inyectable (Interferón Beta 1ª), 3 veces por semana. Aprendí a autoinyectarme y en ocho o nueve meses, me adapté a los efectos secundarios. Ya llevo más de 12 años. Hago controles semestrales, o más frecuentes si lo necesito.

Tomo Diazepam para la espasticidad y las contracturas, cuando aparecen. Hago kineseología y rehabilitación. Tuve algunos brotes en la médula y rengueo un poco. Algunos lo notan y otros no, me dicen: "Ah pero estás muy bien, no se te nota nada." Es una enfermedad invisible. Hay un trastorno leve de la marcha y uso un bastón en cuanto me canso, no todo el tiempo. Me cuido de las caídas, porque a veces

un pie se me va para adentro, y otras me falla el equilibrio. Hay días

peores y mejores. Y días malos-malos en los que estoy muy cansada y

no puedo hacer nada de lo que quería. Solo descansar, porque todo me

agota. Y esos días me deprimo, a veces poco, a veces mucho. Entonces

pienso: Es pasajero, paciencia. Y sé que va a pasar pero a veces igual

me frustro.

Y entonces me apoyo en mis afectos: mi marido, mis hijas y el

resto de mi familia. En mi trabajo, que por suerte es independiente y

me saca de la melancolía. En el estudio, porque volví a la Universidad

para ser abogada. Y las amistades. La enfermedad ha sido muy

benigna conmigo y me ha enseñado a vivir mejor. Me detectaron esto a

los 27 años, tengo 47. Hago una vida normal. La evolución pudo haber

sido mucho peor. A veces uno se angustia por cosas que no pasan

nunca. Estoy muy agradecida a Dios y a la vida.

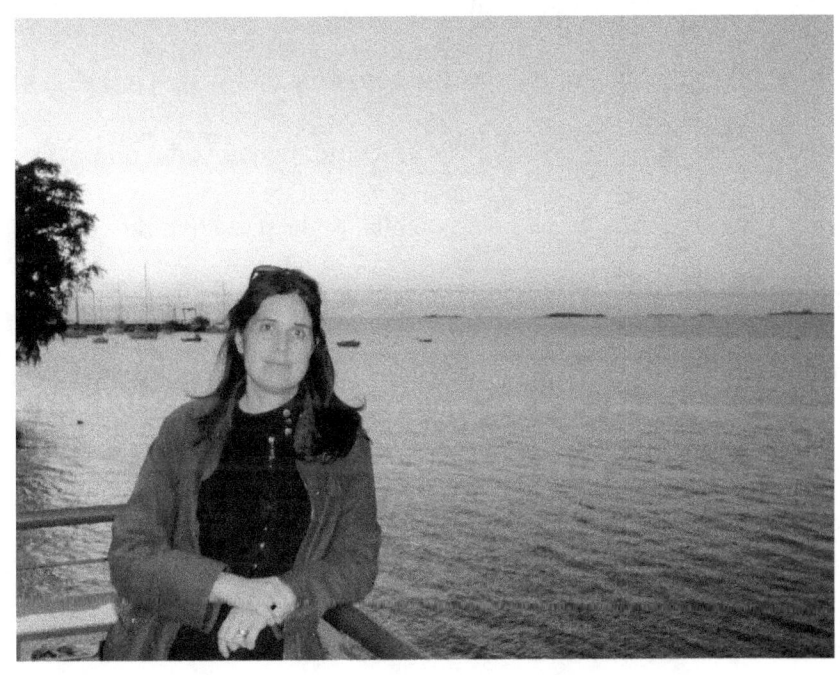

Enriqueta Racedo en San Juan, Argentina

Por Gabriela Berrios Palma. Costa Rica.

"Hoy me encontré con un amigo que hace tiempo no veía, me preguntó el por qué andaba con bastón y le conté, de la enfermedad, conversamos un buen rato y me dijo algo muy cierto, que hasta ahora no había pensado, que no debo ver esta enfermedad como mía; y es cierto ella no es mía, yo no nací con ella, no es parte natural de mí, simplemente está viajando conmigo, es una pasajera que tiene como misión cumplir un plan de Dios en mi vida. Hasta cuando se quedará conmigo, no sé, pero lo que sí sé es que: 'Esclerosis Múltiple, tú no eres mía y yo no soy tuyo'."

Adrián Cascante Araya

Mi esposo, paciente EM, Costa Rica.

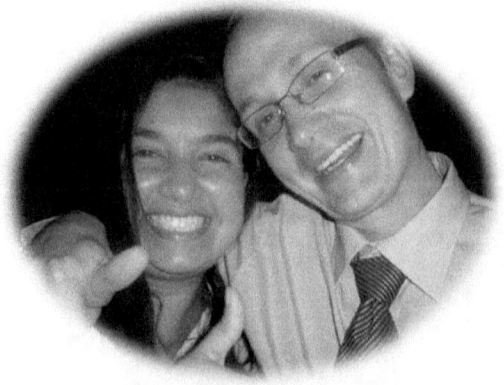

Quise iniciar mi aporte con las palabras de mi esposo, el cual es paciente Esclerosis Múltiple Remitente Remisión, diagnosticado el 24 de Octubre del 2013, para que recuerden que dicha enfermedad es una simple compañera de viaje, por la cual es pasajera en sus vidas, es decir no es permanente.

Mi nombre es Gabriela Berrios Palma, tengo 32 años, felizmente casada con Adrián Cascante Araya, somos de Costa Rica, nos conocimos hace 9 años, nuestro noviazgo fue distinto desde un principio, porque este fue para prepararnos para casarnos, ya tenemos cumplidos 6 años; nuestra vida cambio hace 9 meses cuando nos diagnosticaron Esclerosis, digo nos, porque sabía en ese momento que no iba ser igual nuestro matrimonio y todo lo que estuviera en nuestro alrededor, él no iba estar solo en este proceso y yo me prometí involucrarme al máximo, conocer más de ella para prepararnos en qué consistía esta nueva aventura.

¿Pero cómo llegamos?

Bueno, de un día para otro perdió la motora fina del lado derecho, eso nos alarmo demasiado, y buscamos un Neurólogo privado, porque el trámite del seguro iba ser muy lento y necesitamos una respuesta ya, él médico nos sugirió una tac para descartar un tumor, este se hizo, y gracias a Dios no había nada malo, en vista que no había anomalías se procedió con una resonancia magnética, y así empezó toda una aventura.

No ha sido fácil pero tampoco imposible, les parecerá extraño lo que diré pero todo tiene un propósito en la vida, ambos estamos agradecidos por Dios porque a raíz de todo esto amamos el don de la vida, cada momento que estamos juntos como pareja, conocerlos a ustedes y pacientes de otras páginas de Esclerosis que existen ha sido maravilloso. Para finalizar mi aporte a esta revista, les recomiendo leer buena literatura de crecimiento (así tendrán una actitud 100%), la parte nutricional y alimentación ha sido toda una aventura e importante, rodearse de personas que te edifiquen constantemente, informarse mucho de la enfermedad, ser pacientes y no desmayar en lo que hacen.

Muchas bendiciones y éxitos;

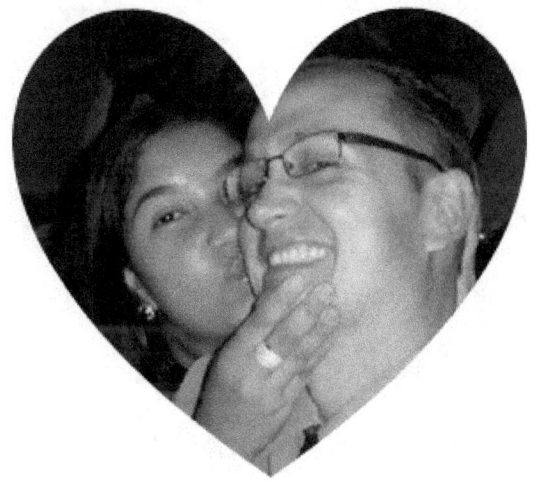

92

Por Jary Rodriguez. Comerío, Puerto Rico.

Mi historia wow es el difícil diagnóstico en el 2003 con 24

años. Mi esposo en ese año me engañó y nunca supo cómo lidiar con la

enfermedad. Sufrí engaños y lástima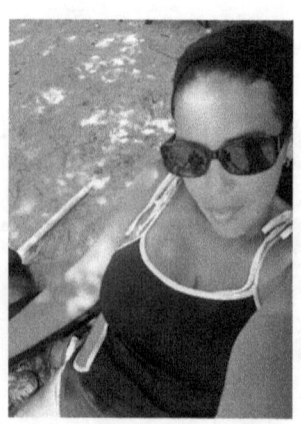

de su parte por muchos años. Pero,

como digo, yo soy como el ave fénix

que nace de las cenizas. Me aferré a

Dios y a mi hijo que es el que me sostiene día tras día. Y a pesar de

todas las cosas como andadores, bastones y jeringas surjo de las

cenizas me levanto y vivo el día a día. Eso es lo que tenemos seguro:

¡el momento!

Esta Jary Rodríguez con su esposo, J.

Moreno Morales, en la playa. "Al infierno

la MS o EM, como quieran decirle; yo

tengo la enfermedad. Pero ella no me tiene

a mí, sigo con mi flow...y no me puede

parar. Así soy....!!!"

Por Emanuel Veguilla Jiménez. Caguas, Puerto Rico.

En junio 2013, fui diagnosticado con Esclerosis Múltiple. Al comienzo me sentí triste y depresivo, ya que siendo una persona joven tenía planes futuros. Pero gracias a familiares, amigos y a mi médico me ayudaron a continuar mi vida normal. Continúe mis estudios en la Universidad Del Turabo en donde por el desconocimiento de algunos profesores, cambie de concentración de maestro de Educación Física Adaptada a Sistemas de Información. Me gustan los deportes, practico baloncesto, voy al gimnasio para mantener la agilidad del cuerpo, tengo una novia la cual conoce mi condición y la acepta, tengo una madre que me apoya un gran médico que me da la ayuda que necesito y tengo mi FE que me da la fortaleza necesaria en todo momento.

No todo ha sido color de rosas ya que las personas necesitan conocer que necesitamos tratamientos especiales en algunos momentos y necesitamos una campaña para concientizar a las personas de nuestra condición médica. A todas las personas como yo tienen que saber que no todo está acabado se puede vivir una vida plena con Esclerosis Múltiple. Querer es PODER.

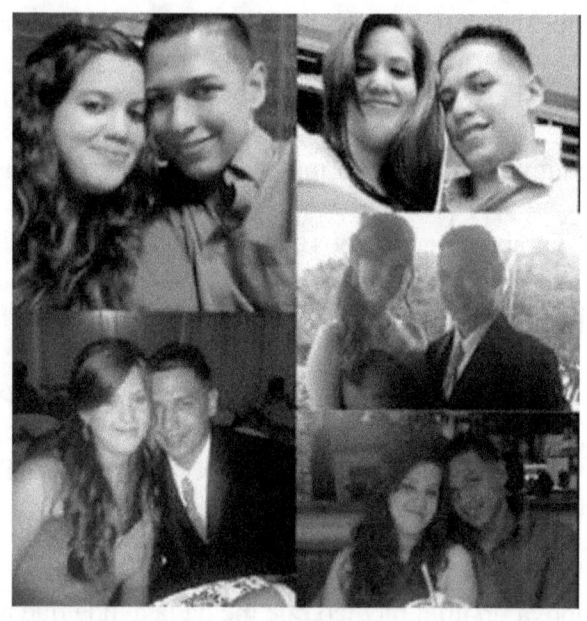

Emanuel con su novia, Melanie Vega, la cual es una fuente de apoyo

incondicional.

POEMAS:

ARTE COMO

TERAPIA

Por Jonathan López. Ponce, Puerto Rico.

Conversación con el Doctor en el Espejo ¿Quién soy yo?

¿Mis miedos?

¿Mis inseguridades?

Porque esas las tengo y carecen de escasez.

¿Quién soy yo?

¿Mis amuralladas fortalezas?

¿Mis blandas debilidades?

¿Mis logros intangibles?

¿Mis caídas?

¿Mis recios surgimientos?

¿Quién soy yo?

¿Mi físico afectado?

¿Mis pensamientos reclinados en la circunstancia?

¿Mis obsesiones persistentes?

¿Mis palabras virtuosas?

¿Mi silencio misterioso?

¡¿Quién soy!?

¿Lo que fui al nacer?

¿Lo que seré antes de morir?

¿La forma en que me criaron?

¿Lo que decidí ser con el tiempo?

¡Dígame doctor! ¡¿Quién soy!?

¿El hombre arrogante que se luce en momentos de claridad absoluta?

¿El que se arrastra sobre el áspero y espinoso suelo en sus inseguridades?

¿Soy mi enfermedad?

¿Soy lo que era antes de ser etiquetado con un diagnóstico?

¿Soy lo que soy cuando mi cuerpo es internamente rociado con medicamentos?

¿Soy lo que soy cuando decido no tomármelos?

¿Soy lo que soy cuando mi único medicamento es la engañosa negación?

¿Soy el que no acepta la neblina de su realidad?

¿Soy el que baila con la densidad de la niebla cuando se cansa de engañarse?

¿Soy el que queda desgarrado y contempla cesar el respiro?

¿Soy el que sigue peleando por ser feliz?

¿Soy el que se amarra la soga al cuello?

¿Soy la esperanza que pudre y parte la soga suicida?

¡Por favor doctor! Dígame algo.

Eres todo lo que has dicho. Sigue luchando, sigue viviendo, sigue siendo. Así cuando nos volvamos a ver, tu lista de preguntas será más larga.

Leyenda del pensamiento que no pudo ser recordado

Estoy perdido en los pasadizos del olvido. Esta esquina de mi memoria es tan parecida a mi imaginación. Voy visitando cada puerta en busca de algo que fue olvidado por mi huésped. Viajo como un rayo encontrando la salida, pero mientras hago eso pedazos de mí se desprenden. Tendré que buscarlos de nuevo, pero mientras busco a uno se me desprende otro. A la cocina del castillo dirijo mi electrógena presencia. Uno de los fragmentos que se desprendió de mi suele merodear por la cocina buscando alimentar y añadirle sabor a su ser. Frustrado su intento fue, pues el cocinero se había degollado a sí mismo con el mismo cuchillo que solía hacer sus más finos cortes. La virtud del cocinero se derramaba rojiza en el suelo. Una parte de mi quedó sin placentero sabor en su naturaleza. Continúo buscando el segundo fragmento. Recordé el jardín que en las afueras del castillo posaba un colorido y rico jardín el cual solía ser el lugar predilecto del fragmento de mí que procuro. Llegué al jardín y me transporté a recuerdos antiguos entrelazados con este jardín. El jardín mostraba bellos y elegantes Acianos, el talismán del amor.

También hay rosadas , Belladonas, venenosas y sinceras.

Purpúreas y amarillentas Irises también, símbolos de buenas noticias.

Pero a pesar de eso, malas noticias contaminan el área del jardín.

Diviso a mi fragmento en el suelo, sujetando con intensidad y dolor un

cuerpo inerte. El jardinero también se ha arrebatado la vida. Ingirió

una Belladona. El patético jardinero sólo buscaba sinceridad en su

vida, y la misma se convirtió en su parada final. El fragmento que se

me había desprendido, quedó desahuciado al no poder conseguir que

alguien le cortara una flor. Se quedó sin la belleza y sin la poesía en su

naturaleza. Estoy tan incompleto, carezco de sabor y también de

belleza y poesía. Pero aún me queda un fragmento por buscar. El

mismo se place en leer libros filosóficos, en aprender sobre el mundo y

usar su intelecto para envolver con su encanto al que lo oye. Un

fragmento intelectual, planificador, ser racional e inteligente, así es mi

última opción. Merodeo por las estanterías y agarro un libro que en mi

niñez habría sido mi favorito. Comienzo a leerlo, y las palabras

cambian de forma. El libro se vuelve una sopa de letras

incoherente. Lo dejo caer y desesperadamente procuro tomar otro y comprobar si lo mismo pasa.

Lo abro y las páginas se desprenden y se prenden en fuego al caer en el piso. Escucho un gemido de dolor, y no está lejos de donde poso. El ruido proviene del estante próximo al mío. Retiro un libro para poder ver a través del estante y veo a mi fragmento. Él está de pie, con ataduras en sus muñecas con una soga que colgaba del techo, con sus ojos vendados y hablando palabras sin coherencia. Una criatura con aspecto humano se acerca a él, le acaricia el pecho y luego un látigo feroz marca su espalda. La Demencia clava su lengua en la boca del sabio, y enjuaga el intelecto como las aguas del mar enjuagan las orillas con su espuma. Gime ávidamente la depravada Demencia. Consiguió convertir al más serio de los fragmentos en un esclavo sexual. Pervirtió su mente, y la Demencia disfrutaba de su sádica obra. Mi último fragmento se quedó sin la inteligencia en su naturaleza. Sólo quedé yo, sin sentido, un pensamiento con nada más que la intención de existir. No tengo sabor, poesía y belleza, ni inteligencia. Cruel y difícil tarea es ser un

pensamiento en la mente de un hombre que olvida fácilmente.

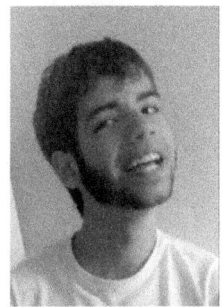

Jonathan López Rodríguez, nacido el 3 de diciembre en el año

1995 en el pueblo de Ponce en Puerto Rico. Sus padres son Frances J.

Rodríguez Reyes y Raúl López Ortìz. Actualmente estudia en la

Universidad de Puerto Rico en Ponce. Jonathan no es paciente de

Esclerosis Múltiple pero simpatiza mucho con la causa.

Por Magaly Soto. Ponce, Puerto Rico.

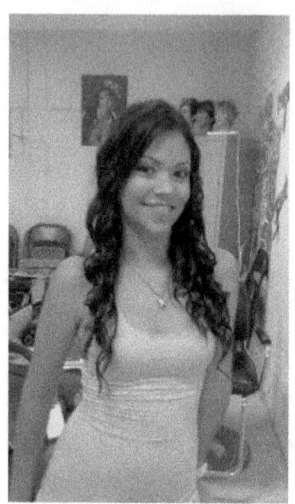

En una forma poco común,

De mi salud les hablaré.

Yo aquí les explicaré,

De los achaques si algún.

Pues no quiero un patatú,

 ya que hará más de un año

Para mí fue muy extraño.

El dolor de cabeza llegó.

En la vista se reflejó.

Sospechaba había daño.

Comencé con un estudio,

Llamada punción lumbar.

Jamás iba yo a imaginar,

este dolor tan repudio,

ahí empezó mi preludio;

enfermedad de Esclerosis;

sufrí una metamorfosis

A Dios le pedí y oré.

Y a Él yo le dejaré,

Milagros en sobredosis.

Juan Pablo Jiménez. Colombia.

Soy oriundo de Cali, Colombia, soy Licenciado en Lenguas - Magíster en Lingüística y Humanidades. Trabajo en educación para el gobierno estatal. Tengo 35 años, me encanta la música y escribir; claro como buen caleño amo bailar salsa. Además, trabajo con jóvenes presbiterianos. En el 2012, se me diagnosticó Esclerosis Múltiple. En suma, me encanta aprender nuevas formas de ver la vida y la pedagogía. Soy soltero sin hijos.

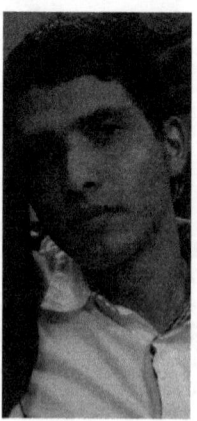

He aquí algunos poemas de Juan Pablo. El arte de escribir lo ayuda a lidiar con su condición:

ÉPICA

Las estrellas llorarán la más oscura noche.

Se lamentarán, se burlarán del estío año,

remilgosas sustancias,

 son luz de negro coche.

Sus músicas desbordan algún trágico estaño.

Silentes y errantes en las ciudades dolientes,

andan buscando a quien contar

su sacra historia.

El dolor que se desborda

en sangre de mil dientes,

gritan al sol su himno,

cuál falaz, sin lucro noria.

Por un segundo

dan su vida entera al dios tiempo,

por un mendrugo de humildad

su procedimiento,

se vuelve sórdida mampostería de galaxias.

Su sustancia se enfría,

se endurece, muere y cae.

Azul montaña bivalente

que de un planeta la atrae,

destino épico de una jauría de galaxias.

COLORES

Los cantos ya no son cantos,

sus sonidos ya no son sonidos,

109sus notas ya no son notas,

sus silencios ya no son silencios.

Sus lluvias no son aguas,

sus soles no son calores,

sus golpes ya no son tildes,

sus sincopas ya no son acentos.

LAUDA

Sollozando se me acerca la trémula hada,

sollozando gime la gélida beldad,

 sollozando con retruécanos a la nada;

sollozando las mentiras, son su verdad.

Suplicando por verdad, eterna clemencia,

suplicando por más dolor, y sollozando,

suplicando por rabia, por rojo indulgencia;

suplicando la doncella, está ella cantando.

Culminando las estrellas del occidente,

Culminando las estrellas del suroriente,

 culminando su vida, muere de aparición.

Quemándose en colinas de su mero carbón,

quemándose en montes,

ella lleva el gran neutrón,

quemándose su vida, ya no existe canción.

111

Por María Medina. San Juan, Puerto Rico.

"Sweet Solumedrol"

Three shots of this medicine

And I'm out of my pain.

Three days missing school

And I recover myself again.

Could I ever go back to the day

I didn't need this drug?

It's my only wish

'Cause I think I've had enough.

Enough bad dreams.

Enough deafening screams.

I just want some rest.

I just want to forget.

So swell me up.

Make me explode.

But don't run away from me,

my sweet, sweet drug.

'Cause I can never have enough.

113

Traducción de "Sweet Solumedrol" por María Medina:

"Dulce Solumedrol"

Tres días y recupero

Tres días para volver a lo normal.

¿Podré regresar

A los días donde no me acompañaba este mal?

Suficientes gritos. Suficientes pesadillas.

Sólo quiero descansar. Sólo quiero olvidar.

Lléname. Explótame.

Mas no te alejes de mì.

Mi dulce, dulce elixir

Del cuál jamás tendré suficiente.

Esta es María Medina. Tiene 25 años; fue diagnosticada en 2006. Se graduó de Traducción, de UPR Río Piedras y "a pesar de todo, sigo jangueando..."

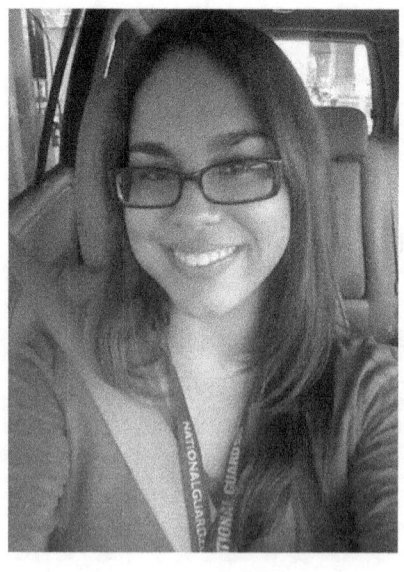

Por Caroline Kyriakuo. Massachusetts, Estados Unidos.

"Mouths Moving"

When you hear those words

Your world stops

You may even think

Your heart stopped

You see mouths moving

But you don't hear a thing

You don't quite understand

What do these words mean?

You come back to reality

Just to hear the words

"There is no cure"

"Bocas Moviéndose "

Cuando escuchas esas palabras,

Tu mundo para.

Y hasta podrás pensar,

Que tu corazón latiendo ya no está.

Ves bocas moviéndose

Pero no escuchas palabras

Que puedas descifrar.

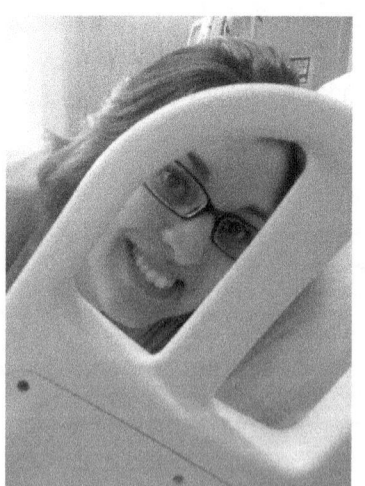

¿Qué significan éstas?

Regresas a la realidad

Sólo para escuchar

"No existe la cura."

Traducción por: Frances Zapata

MS Fighter

Thanks to MS

You've made me stronger.

A fighter .

I always was,

But now I have been put

To the Test

Everyday Fighting,

Every day.

Thanks to MS,

I'll never be the same,

I'll be much better,

I'll be a fighter.

Guerrera contra EM

Gracias a ti, EM.

Me has hecho más fuerte.

Una guerrera.

Siempre lo fui,

Pero ahora he sido puesta a prueba.

Todos los días Luchando.

Todos los días.

Gracias a la EM,

La misma nunca seré.

Seré una versión mejorada

Seré una luchadora.

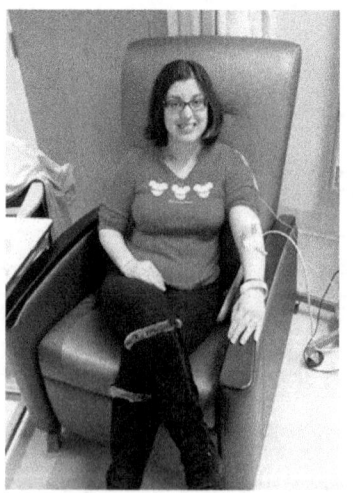

Traducción por Frances Zapata

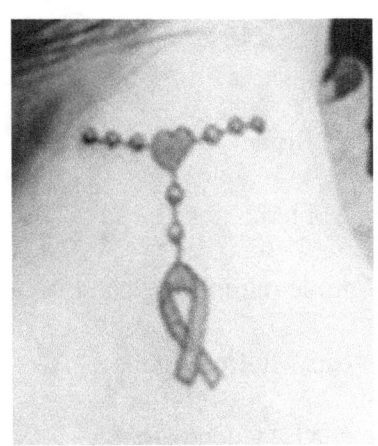

TATUAJES DE ESCLEROSIS

MÚLTIPLE

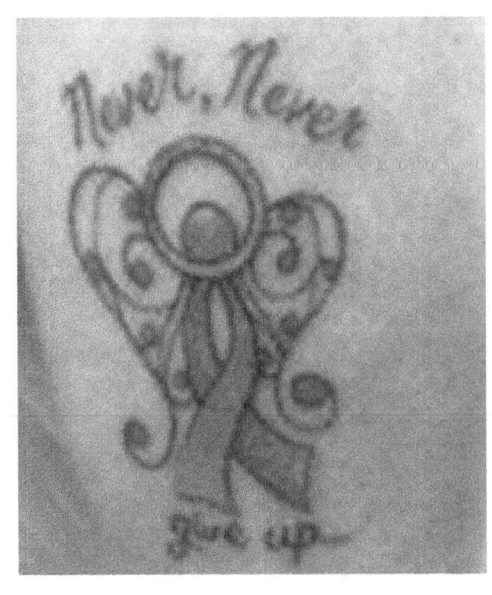

Este tatuaje se lo hizo Carlos J. Morales Román en honor a su madre, Brenda L. Arce Román. Él explica que el búho tiene en sus garras el lazo anaranjado de la Esclerosis Múltiple porque es "como si estuviera llevándose la enfermedad de Esclerosis Múltiple de los enfermos y dejando todos sanos de la enfermedad... y demostrando también que aunque tengas la enfermedad eres libre y no te prives de nada en la vida. Puedes ser libre al igual que un búho. Volar para donde quieras... y decir con la frente en alto tengo Esclerosis Múltiple."

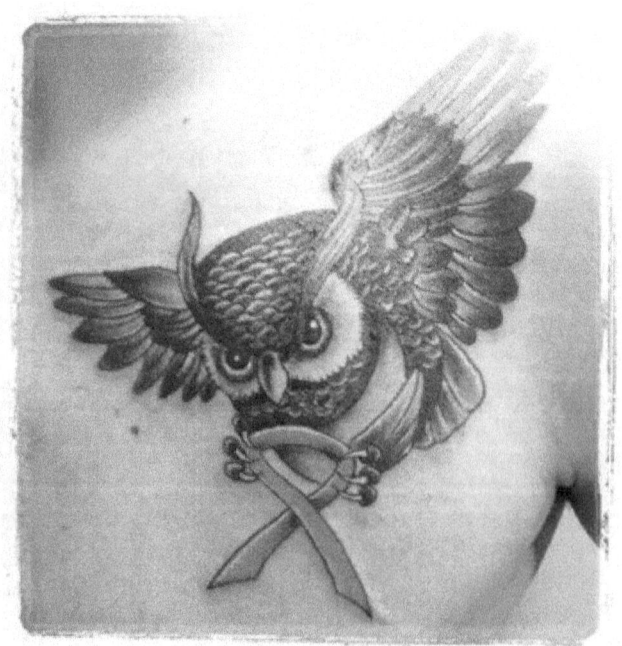

¿Te harías un tatuaje para ayudar a crear consciencia sobre la Esclerosis Múltiple? Nuestro compañero Joey Shapiro de Florida, Estados Unidos lo hizo. Dice que su tatuaje significa mucho para él, ya que aunque se levanta todos los días con dolor, él lo mira y se acuerda de que es un luchador. También educa sobre Esclerosis Múltiple a toda persona curiosa que pregunta el significado de su tatuaje.

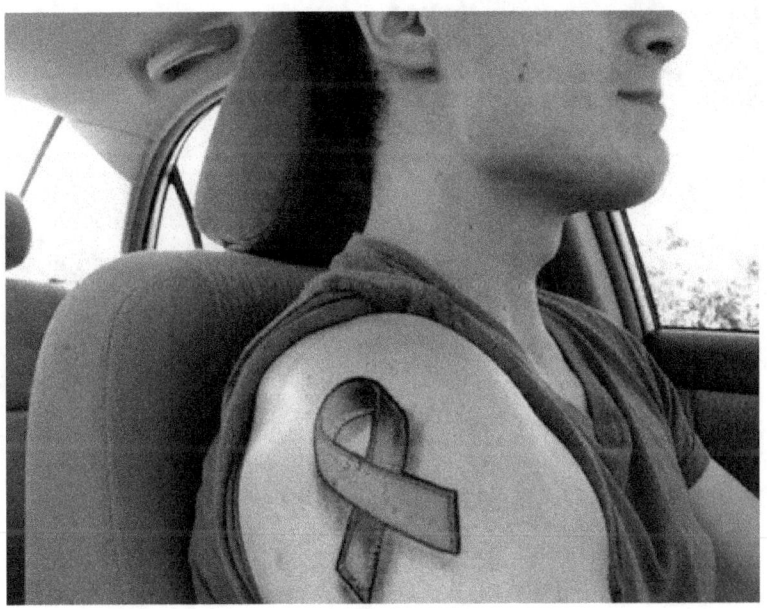

122

Este tatuaje es de la hija de Lynn Kornachi Waugaman, de Cheektowaga, New York. Ella dice que este gesto de amor de su hija hacia ella la conmovió y la hizo llorar:

"My daughter Stephanie had the hope ribbon tattooed on her left shoulder for me. It brought me to tears."

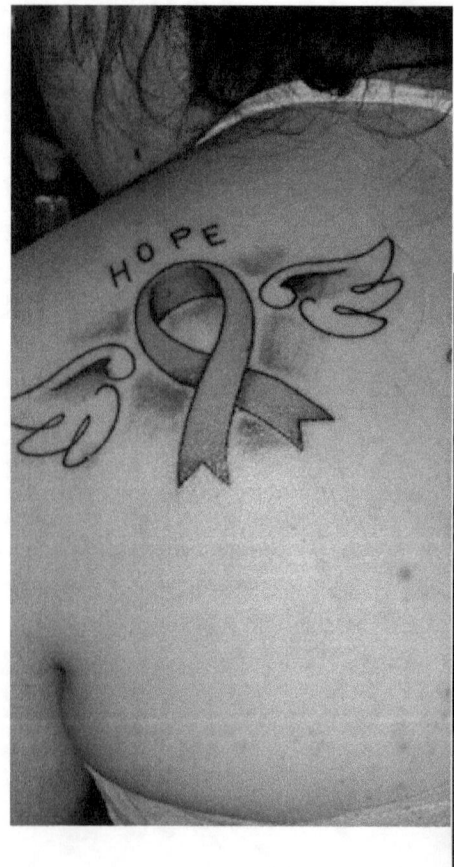
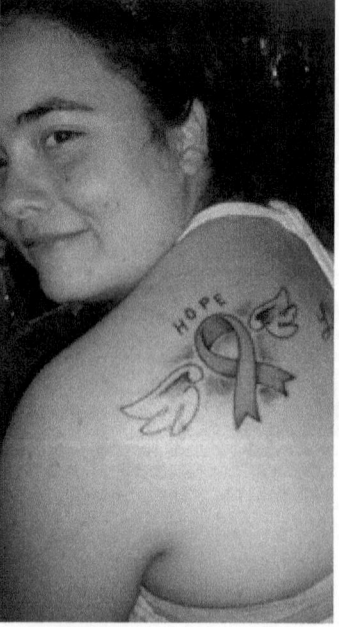

Sheri Booth de Canton, Michigan, explica que el corazón azul representa su piedra de nacimiento, y la cinta anaranjada representa la luchadora que ha sido contra Esclerosis Múltiple por 17 años. Estas dos cosas, ella contiende, son los únicos aspectos de su vida que nunca cambiarán: "The blue heart represents my birthstone and the ribbon represents the warrior I've been for 17yrs and the rest of my life. Two things that will never change in my life!"

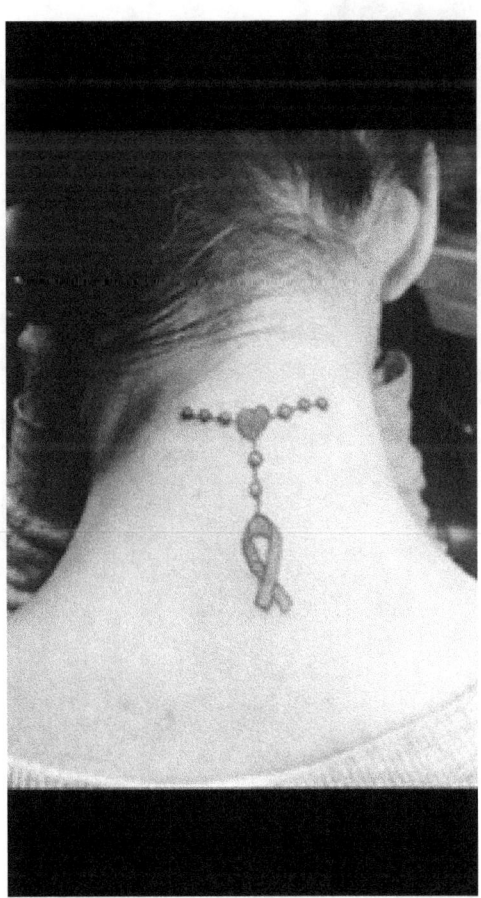

Gabriela Victoria de Ponce, Puerto Rico explica su tatuaje:

"Athena [diosa de la sabiduría] criaba búhos y pues me hice un búho en honor a la estrategia y sabiduría que necesitaré de ahora en adelante en mi vida luego de ser diagnosticada.

En el ámbito cristiano [el búho] significa virtud y pues las virtudes importantes son la fe, el amor y la paz."

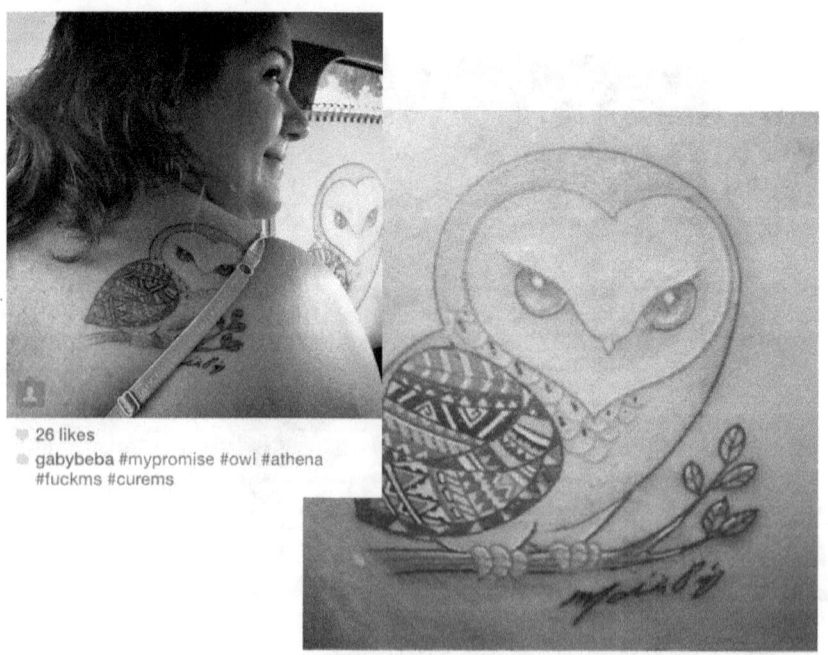

26 likes
gabybeba #mypromise #owl #athena
#fuckms #curems

23 likes
gabybeba To remember the God of Wisdom
Athena , the wisdom that i need for staying
strong and the strategy to keep moving on
no matter what. #fuckms #curems
#curemultiplesclerosis #athena #owl many

Este es el tatuaje de Philippa Brysiuk de Canadá. Ella relata que este es su ángel guardián. El rojo es color de la Esclerosis Múltiple en Canadá… También añade que ha visitado a Puerto Rico muchas veces y le encanta: "This is my guardian angel. Red is the MS colour in Canada. By the way I love Puerto Rico. We have been to San Juan many times (sadly never out of the city)."

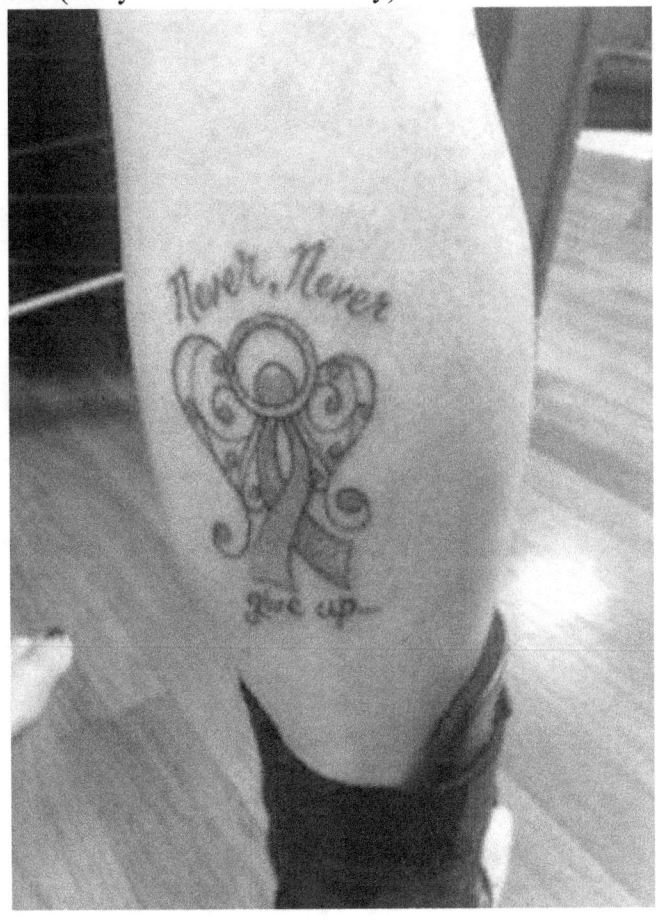

Este tatuaje es de Kitt "Jerseygirl" Oneill. Ella aclara que la vida es el tesoro más preciado y asevera que su tatuaje le acuerda que debe atesorar todo los días de su vida: "Life is a treasure that is so precious (I designed this) this is my first tattoo, I got when i was diagnosed 7 yrs ago. Treasure every day you have. That is what it means to me."

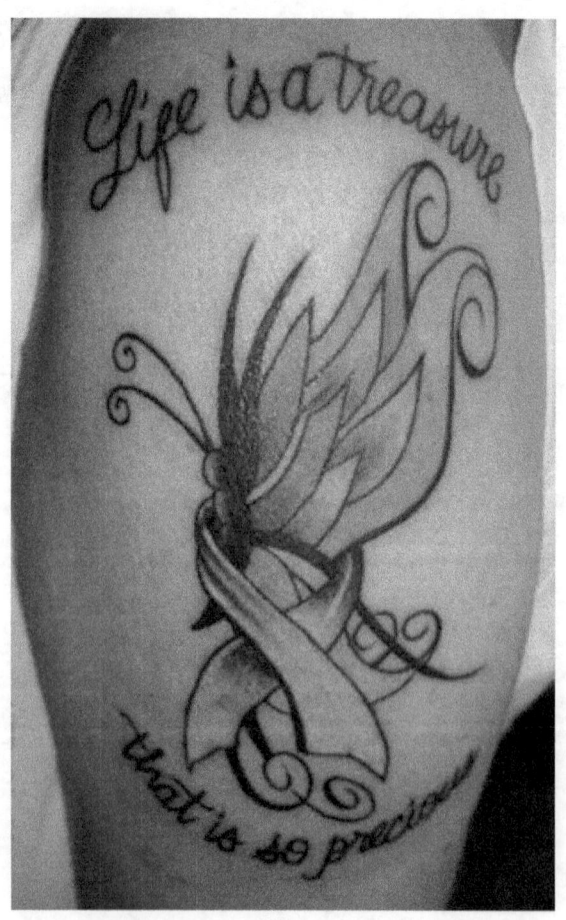

Crystal Brown Kavanagh fue diagnosticada en el 2003. Por unos cuantos años ella se limitó a hacer las cosas que amaba porque tenía miedo a que le diera vértigo, se quedara ciega o se cayera al suelo por la debilidad de sus piernas.

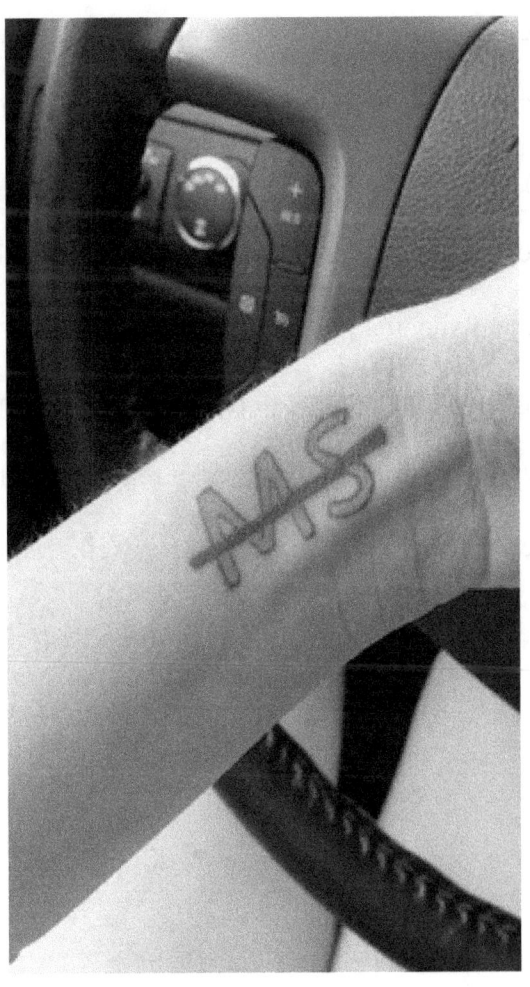

128

Finalmente logró de deshacerse de su miedo y se hizo este tatuaje (el cual es el logo del *National MS Society*- Sociedad Nacional de Esclerosis Múltiple) como un recordatoria de que es importante no tener miedo a vivir:

"I was diagnosed with MS in 2003 and for a few years I stopped doing things I loved because I was afraid of the 'what ifs' like what if I fell or got dizzy or my vision suddenly went. I finally stopped worrying about what will happen and just live for today. I got this tattoo as a reminder that my MS doesn't have me. I'm going to live as well as I can for as long as I can in spite of the uncertainty of my disease. I saw this logo on the *National MS Society* website and it really spoke to me. I think it describes how I feel about MS very well."

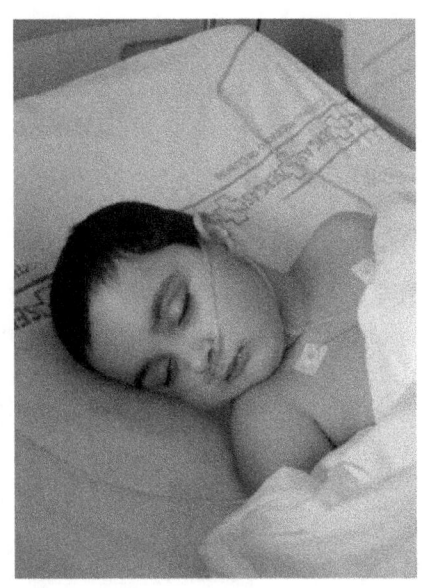

CONOCE LAS CARAS DE

OTRAS ENFERMEDADES

CRÓNICAS

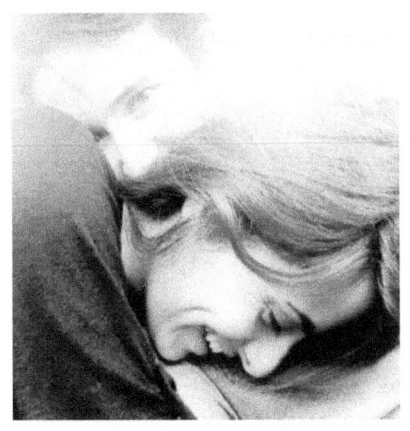

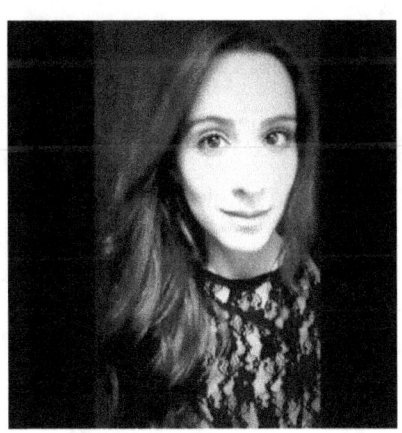

Por Johanna Torres. Boston, Massachusetts

Exóstosis Múltiple

Soy madre de una joven de 15 años la cual sufre de una condición llamada exóstosis múltiple. Mi hija Alondra fue diagnosticada a la edad de diez años. A los cinco años comencé a notar algunas deformidades y protuberancias en sus extremidades y en su espalda. Mi corazón de madre me decía que algo andaba mal aún cuando los médicos no encontraban nada. Después de mucho tiempo vine a Boston Massachusetts, la llevé uno de los mejores hospitales y ningún médico encontraba nada. Yo veía que las protuberancias de mi hija eran evidentes y sabía que no era normal, que algo pasaba. Ya no podía más hasta que un día caí de rodillas y pedí a Dios que me diera una señal que entregaba todo a él. Pedí a Dios que me diera fuerzas y hoy con lágrimas les confieso que así fue. Tres días después el padre de Alondra la estaba abrazando me llamó muy alterado que sentía una protuberancia demasiado grande y dura. La llevé a emergencia de inmediato. Sabía que ese día tendría una respuesta a mi angustia.

Me preguntaron la razón de la visita , rápido les dije... mi hija tiene un tumor. Me preguntaron en tono de burla porqué lo sabía y le dije... me lo dice mi corazón. "Dios siempre busca la manera de hablar y dar respuestas a quien las pide con fe". Después de horas vinieron un grupo de alrededor de seis médicos. Estaban sorprendidos y con la cabeza inclinada una doctora me dijo... "Mom, your heart was right , your daughter has a tumor and she has more than one. Your heart was right." Sentí mucho dolor. Miles de cosas pasaron por mi mente. Fue un proceso muy difícil para asimilar y aceptar. Había mucha confusión no sabíamos que hacer ni siquiera por donde comenzar. Ni siquiera los médicos sabían a que se estaban enfrentando ya que no es una condición muy común y no se sabe mucho al respecto. Me preguntaba por qué a mi hija, le pregunté a Dios ahora ¿qué hago? Fue un momento de mucha incertidumbre. Me sentía perdida y triste. Con ese dolor salí del hospital con mi hija de la mano la miraba y lloraba.

En ese preciso momento se me cruzó una madre con su niña de la misma edad de mi hija, con la diferencia que su pequeña estaba en silla de ruedas, con el rostro, cabeza y cuerpo completamente deforme, y tanques de oxígeno. Me quedé inmóvil y más cuando vi el rostro de alegría y agradecimiento que tenía la madre. Miré al cielo y dije

"Gracias Dios" sin duda alguna fue una gran lección.

Recursos y apoyo familiar

No podía dejar todo en las manos de los médicos. No había

tiempo para esperar, para llorar ni si quiera para quejarme o estar triste.

Mi tiempo era para educarme acerca de esta condición. Encontré los

recursos adecuados, los cuidados y asociaciones las cuales fueron

fundamentalmente importantes para sentirnos apoyadas y, sobre todo,

para sentir que no estábamos solas. "Siempre hay una luz al final del

túnel, lo importante es no derrotarse ni darse por vencido". El amor y

el apoyo familiar fueron bases muy importantes. Saber que tanto mi

hija como yo podíamos contar con ellos hicieron que todo fuera más

fácil. Una vez ellos supieron del problema entendieron y le dan toda su

comprensión, amor, apoyo , y motivación. La hacen sentir especial

como un ser humano capaz.

Viviendo con Exostosis y pateando al monstruo

Siempre le enseñé mi hija que ella podía hacer todo lo que quisiera, que el cielo es el límite. Tuvo que luchar con las burlas de algunos compañeros cuando estaba en middle school. Superó eso y con mucho esfuerzo logró entrar a una de las mejores escuelas de Massachusetts, la Boston Arts Academy. Estudió artes visuales y ama la pintura. Su lucha es constante y admirable. A veces se siente adolorida o cansada y quizás para por un rato pero sólo para tomar más impulso. A veces tiene crisis emocionales, pero las supera. A veces decae pero vuelve a ponerse en pie.

Siempre le dije "La verdadera belleza es invisible a los ojos, sólo se puede ver con el alma. Y ella ha sabido que es hermosa, ante mis ojos es bella aun con sus perfectas imperfecciones.

Superando Obstáculos

En una ocasión el dolor de pasar por todo esto y el dolor que la exostosis le produjo fue tan fuerte que se deprimió al punto de pensar en el suicidio. Fue devastador para mí. La abracé fuerte y me dijo que

ya no creí en Dios porque la dejaba sufrir así. Le pregunté que sí me

amaba, que si amaba su familia, si amaba a la naturaleza, si amaba a

sus mascotas; su respuesta fue inmediata SI. Entonces le dije si amas

entonces crees en Dios porque Dios es amor. Bajó la cabeza y desde

ese entonces está más fuente más alegre con muchas ganas de luchar y

de pegarle al monstruo de la exóstosis. Siento que mi hija es una

Guerrera y eso me hace sentir muy orgullosa.

Lo que no nos mata nos hace más fuertes

A pesar de todo hoy soy más fuerte. Soy apoyo incondicional

para mi hija y promueve en ella lo importante de salir adelante, de

sobresalir, de tener metas y de no dejarse vencer. Mi consejo a los

padres que están atravesando por algo similar es que no se detengan.

Que sean persistentes; si en algún momento sienten que algo está mal

no se conformen con un simple diagnóstico. Busquen todos los

recursos profesionales y el apoyo familiar. Sean agradecidos y guíen a

sus hijos a vivir felices junto a Él. Enséñeles a superar obstáculos y

aliéntenlos a

que sí pueden. No se cansen de darles amor, pues el amor es la cura a muchos males y si es necesario aumenten la dosis. Aprendan a ver lo positivo de cada situación eso hará gran diferencia. Y nunca pierdan la fe. En lo personal agradezco a Dios que me bendice a diario y me da la oportunidad y la gran encomienda de cuidar y guiar a mi Alondra Nicole. Amo a mi Guerrera y a cada una de sus hermosas y perfectas imperfecciones.

Lo que me llena, lo que me motiva, me inspira y me hace luchar, perseverar y ser feliz. Mi familia, mis mascotas y mi pasión por el arte.

136

Alondra

Algunos dibujos y fotografías de su hija / Sus mascotas Chayan,

Natalie y Jay

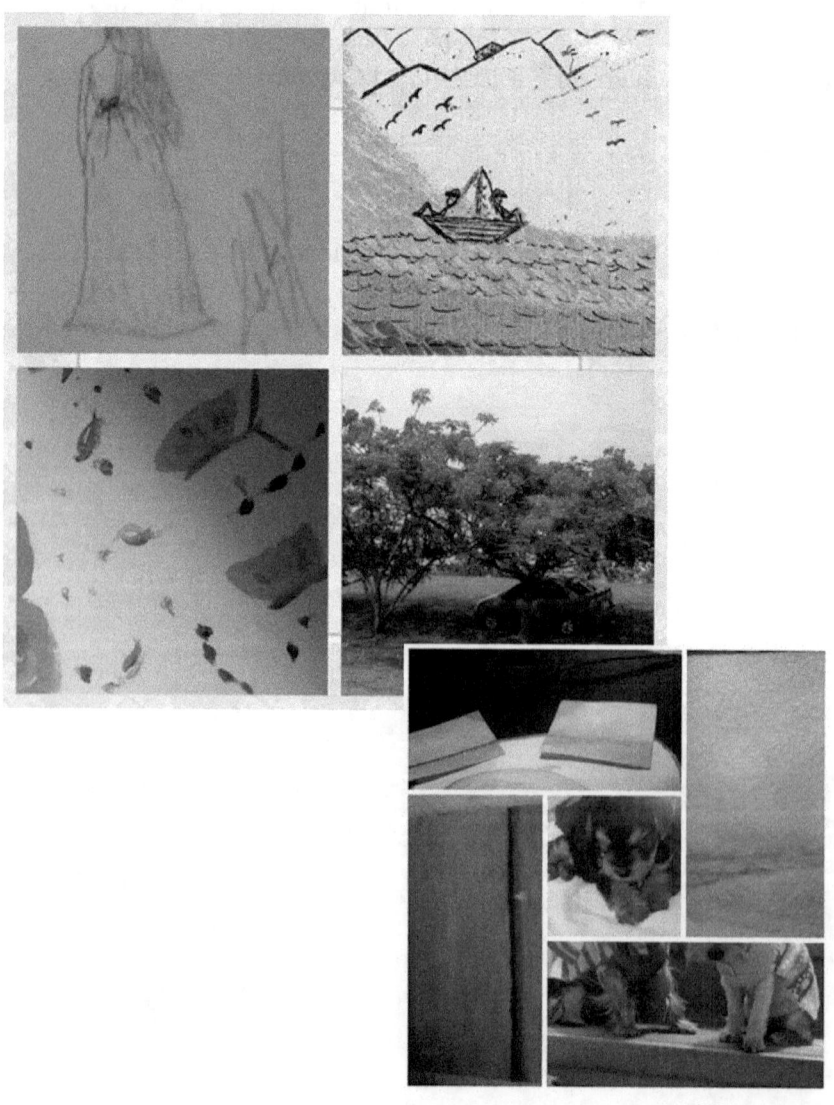

Adrenoleukodistrofia

Por Marta Gómez Pereira de España

El hijo de la señora Gómez, Nicolás, sufre de ALD

(Adrenoleukodistrofia). Al igual que la EM es una enfermedad que demieliniza, pero le da mayormente a los niños y es más agresiva que la EM. La forma cerebral infantil es la más severa. Se manifiesta entre los 4 a 10 años. Los síntomas más comunes son cambios de comportamiento como retraimiento o agresión, mala memoria y pobre ejecución escolar. Otros síntomas son pérdida de visión, dificultades de aprendizaje, ataques, pobre articulación al hablar, disfagia, sordera, fatiga, vómitos frecuentes, manchas en la piel y demencia progresiva.

Actualmente no hay una cura y no existen muchos tratamientos para desacelerar el progreso de ALD. Uno éstos pocos tratamientos es *Lorenzo's Oil*. Este aceite fue elaborado por Augusto y Michaela Odone, cuyo hijo Lorenzo Odone tenía ALD. El aceite le prolongó la vida a Lorenzo hasta los treinta años. Para crear conciencia de ALD, los padres fundaron *The Myelin Project*, una organización cuyos investigadores científicos se dedican a encontrar la manera de remielinizar.

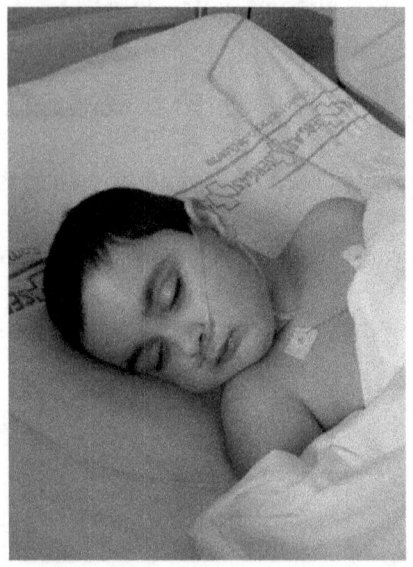

"Quizás en toda una vida sería incapaz de expresar lo que se siente cuando un hijo te abandona poco a poco sin desearlo. Un amor incondicional", escribe Marta Gómez Pereira de España, madre de Nicolás.

Esclerosis Tuberosa

Por la Licenciada Marina Eugenia Archilla Escobar, Economista
MAE- CO de El Salvador:

Mateo José Villacorta Archilla, nacido en El Salvador un
primero. Diciembre de 2009, por parto normal. Pesó 8 1/2 libras, 55
pulgadas de altura y en condiciones envidiables a pesar de la asfixia
perinatal que los médicos no se percataron en la hoja de nacimiento
(incompetencia). Cuando él estaba creciendo nos dimos cuenta que era
un poco más lento que otros niños para realizar ciertas funciones; llegó
a los 8 meses y no se sentaba muy bien todavía, pero al llegar al primer
año de vida, poco a poco fue llegando a hacerlo. También tenía
manchas blancas en la piel que son característicos de la enfermedad.
Empezó a hablar y ya caminaba. Sin embargo, un año y tres meses
(2011), estando en la Iglesia, guardería, comenzaron los vómitos y
convulsiones con fiebre de 37.5. Estas convulsiones duraron 3 días. El
neurólogo pediatra nos dice que era un posible "complejo de esclerosis
tuberosa" (TSC). Nunca habíamos oído hablar de esto y encontrar la

información, encontramos que para cualquier padre / madre es devastador. Niños con condiciones de vida son difíciles, muchos asintomáticos, y no hay cura en la actualidad. Desde entonces, llevamos 3 años que sufre de ataques epilépticos llamados tónico-clónicas, que no logra tirarlo pero si llega a la rigidez, al punto de que si se mueve por tratar de ayudarlo una fractura puede causarse, que ha tratado de mejorar y superar con muchos medicamentos han fallado continuamente. Mateo tiene CET 2, que es una de las 2 clases de TSC (complejo de esclerosis tuberosa) se presentan en sus síntomas más graves: tumores cerebrales, Sega, angiofibromas en la piel, los tumores renales (aquellas que no se trata a tiempo puede causar insuficiencia renal aguda en un corto período de tiempo) y otras cosas. En nuestro país, este año entró en vigor una ley que redujo el costo de los medicamentos, hasta el 60%, pero las franquicias de los laboratorios (Novartis, La Roche, Jansen, Smith Kline, entre otros) decidieron retirarse por las políticas absurdas del país al punto que retiraron sus licencias y permisos, quedándonos con malos medicamentos, y así dieron paso a los medicamentos genéricos de mala calidad. Estos medicamentos ya estaban afectando negativamente a Mateo, porque tuvimos que empezar a tomar genérico, que no tiene opciones. El doctor nos recomendó un medicamento llamado Afinitor (everolimus) que tiene un costo aproximado aquí en los EE.UU. de $26,500.00 cada 22 días. Como este y otros medicamentos que no tienen los permisos de importación, es imposible introducir el país en las cantidades necesarias para satisfacer la demanda durante seis meses o un año, y podría ser acusado de tráfico de estupefacientes, psicotrópicos con pena de carcel de 5 a 20 años!!! Al llegar aquí (Dallas, TX) en el Hospital Scottish Rite, el Dr. Mauricio Delgado (una de las mentes más brillantes y TSC especialista) ha empezado a otros medicamentos que están teniendo poco a poco un efecto positivo en Mateo José. Hemos de llegar a Dallas, con más de 28 epilepsias al día y más. Además de otras complicaciones estomacales, trastornos del sueño, y retraso psicomotor de casi dos años. El Dr. Delgado hizo algunos cambios que han mejorado enormemente Mateo, y cuatro meses después de su tratamiento Mateo volvió a dormir una noche completa. Mateo llegó a tomar 7 medicamentos al día. Hoy sólo 2. Pero tenemos estos medicamentos en El Salvador y tenemos la opción de optar por este tipo de permisos por el tipo y la cantidad de medicamentos que necesitaríamos. Hay que esperar entre 5-10 años para los laboratorios procesados sus permisos y autorizaciones si venden sus medicamentos.

En nuestro país, sabemos muy poco acerca de la enfermedad, por lo tanto, no se les da la atención adecuada, llevaron meses de espera para una cita para terapia del habla y la estimulación física. En el Hospital Nacional Benjamin Bloom, en nuestro país, esta sobresaturado; tomó casi dos años en espera de cita con el neurólogo y tuvieron que recurrir a la salud privada. Aquí no podemos calificar para estos tratamientos porque no son ni residentes ni ciudadanos estadounidenses. Pero podemos regresar a nuestro país... No hay nada que ofrecer a Mateo para mejorar su calidad de vida, con las drogas, sin opciones en el Salvador. Así que tomamos la decisión de quedarnos. Por su bien ya hicimos lo de ampliar la visa de migración (con permiso de trabajo para mí) y ahora el reto es optar para una residencia temporal mientras vemos cómo resolver el problema, sobretodo económico, que sin permisos aquí no se puede hacer mucho.

Por supuesto, esto requiere una inversión económica, los abogados, estancia, comida, transporte, etc. Nosotros no tenemos el dinero para hacer esto, pero confiamos en que Dios toque el corazón y / o las organizaciones, ya que esto es temporalmente mientras que fijar nuestra situación legal. No es fácil el cambio, pero si mi hijo está bien y hay esperanza aquí, yo hago cualquier sacrificio, todo por su salud. Voy a trabajar todo el día, sin descanso para que sea una persona independiente y profesional. Se ha progresado mucho, camina mejor, corre, tiene coordinación y razonamiento, responde al llamarlo por su nombre, hasta ya va a una escuela especial!!!! Es increíble toda esta bendición. No habla mucho, pero se da a entender y balbucea mas tanto en inglés como en español, pero para los días que él dice: "Mama", que llena mi corazón de alegría y mis ojos de lágrimas, pero no de tristeza, sino de una profunda gratitud a Dios por habernos permitido llegar hasta aquí y mejorar su calidad de vida. Ronald McDonald House, también hace posible para que los extranjeros como nosotros, no se sientan desprotegidos; nos han acogido con amor y sin discriminación. Esta es nuestra historia...

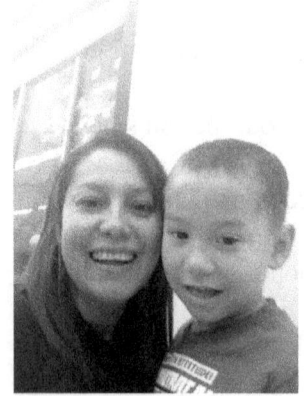

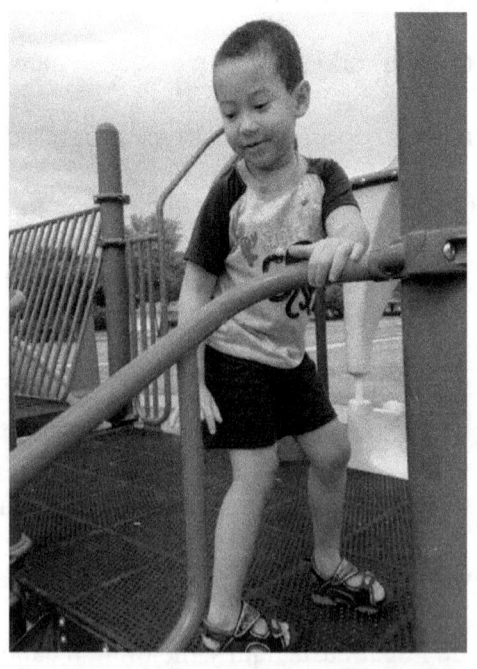

145

Esclerodermia o Esclerosis sistémica progresiva

Por Ery Lee de Méjico

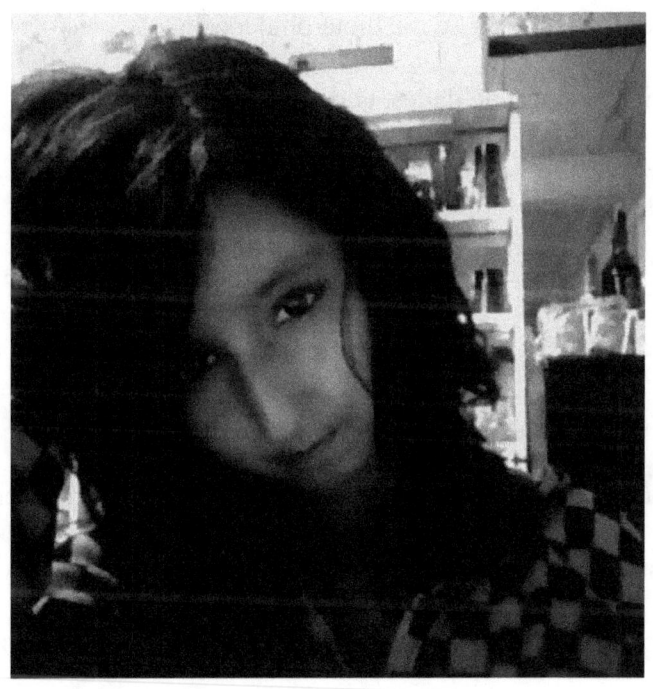

Bueno mi historia, comienza cuando yo tenía 7 años. Comencé

con las manos y pies moradas. Así estuve todo un año de doctor en doctor, y me decían que no tenía nada, hasta que a los 8 años llegue al INP donde me diagnosticaron: esclerosis sistémica progresiva. De ahí se me derivaron varios, problemas, como fibrosis pulmonar, sobre todo en las bases, y estenosis esofágica, epilepsia parcial, y una comunicación intraauricular en el corazón. Bueno las manos se me hicieron como artritis, y se me hicieron depósitos de calcio sobre todo en las articulaciones, de dedos, codos, rodillas y ya sobretodo de la mano derecha.

Usaba silla de ruedas pero con terapia alternativa y claro con los medicamentos alopáticos he estado bien. Ahorita solo uso oxígeno diario, [ya que] tengo estenosis esofágica con grado 2 de varices esofágicas. Y bueno me pusieron una gastrostomía para alimentarme pero no sirvió y me la tuvieron que retirar. Estoy estable y bueno siguiendo echándole ganas. Mi lema es "con la cara en alto...deja de sobrevivir y vive" actualmente tengo 18 años y llevo 11 con esclerodermia. [Esta condición] no es nada común en jóvenes o niños es más común en adultos, pero bueno aquí ando.

Hashimoto's

Michael Osmond Morales. Gurabo, Puerto Rico.

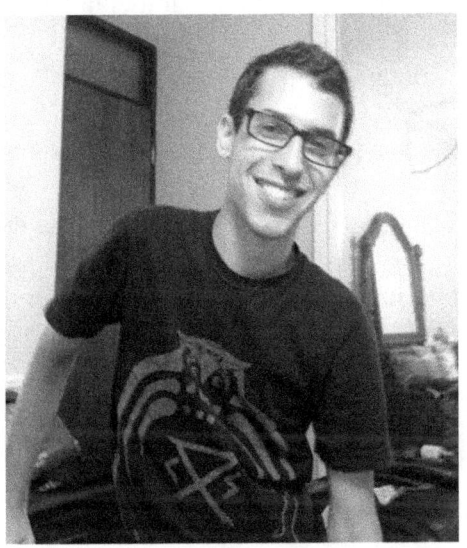

Este joven sufre de Hashimoto's, la primera enfermedad en ser clasificada como autoinmune. La misma fue descubierta por el Dr. Hakaru Hashimoto.1 En esta condición tu cuerpo ataca a la tiroidea. Como consecuencia, los pacientes sufren de un desbalance químico que causa depresión, resequedad en la piel, caída de pelo, pérdida o aumento de peso, cansancio y fatiga, vulnerabilidad al frío, entre otras.

---

1 http://www.medicalnewstoday.com/articles/266780.php

Michael ha padecido de estos síntomas una y otra vez en su vida. Ha buscado ayuda no sólo de endocrinólogos, si no de psicólogos por la depresión que a veces sufre. El joven argumenta que actualmente muchos consideran ir al psicólogo como "una cosa de locos", y que precisamente por este miedo a los psicólogos muchos jóvenes (afectados por Hashimoto's o no) terminan en una depresión irreversible. "Hay que cogerla a tiempo. No te debes avergonzar de buscar ayuda porque tienes un desbalance químico. Tú no tienes control sobre este desbalance". Actualmente Michael está terminando su maestría en Literatura en Inglés en la UPR, Rio Piedras. Él es prueba de que uno se puede superar a pesar de las circunstancias.

Artritis Reumatoide

Bianca y Sofía Pérez Zapata. Ponce, Puerto Rico.

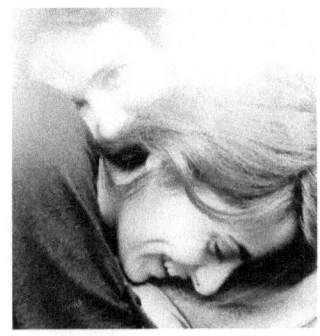

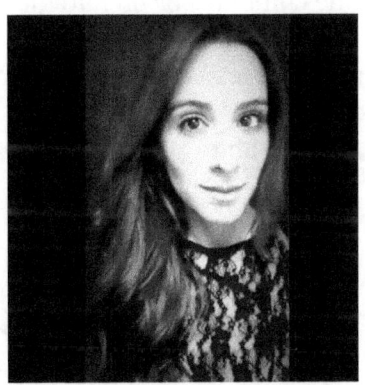

En el año 2009, a nuestros 13 años, mi hermana gemela,

Bianca, y yo, Sofía, fuimos diagnosticadas con artritis reumatoide. En

mi caso, todo empezó con un dolor de tobillos. Estaba de viaje con mi

familia en Disney World y recuerdo que necesitaba sentarme cada

cierto tiempo, cuando ya sentía que no podía caminar más por el dolor en mis tobillos. Se lo comenté a mi madre y ambas acordamos que era una posible consecuencia de caminar todo el día y concluimos que podía ser el cansancio, ya que nos levantábamos temprano en la mañana para aprovechar y disfrutar de los parques el día completo. Después de una semana, regresamos a nuestra casa y continuamos con todo normal pero noté que el dolor persistía y que algo tan simple como ir de compras por un rato me causaba demasiado dolor y, nuevamente, necesitaba sentarme a descansar a cada rato e irme más rápido, cuando antes podía estar horas haciendo algo sin dar queja alguna.

Mi madre decidió llevarme a un ortopeda quien ordenó una serie de placas. Estas no revelaron nada significativo. Sin embargo, el médico observó que tenía una flexibilidad más allá de lo normal, por lo que pensó que podía tener una condición relacionada al colágeno. El ortopeda a su vez me refirió a un fisiatra para evaluación y terapias en las piernas y en el cuello ya que también sufría de fuertes espasmos en esa área. Mi madre le comentó al fisiatra la observación que el ortopeda hizo en relación a mi elasticidad y a la posibilidad de que pudiera sufrir alguna condición relacionada al colágeno. Este médico me ordenó una serie de pruebas de sangre las cuales resultaron positivas. Cabía la posibilidad que tuviera artritis u otra condición autoinmune. Mis padres rápidamente me llevaron a una reumatóloga pediátrica quien a su vez ordenó un sin número de pruebas especiales en sangre y también radiológicas ("bone scan"). Los resultados fueron positivos y se confirmó que yo padecía de artritis reumatoide y rápidamente se comenzó el tratamiento indicado por la doctora.

Varios meses después, mi hermana gemela, comenzó a quejarse de fuertes dolores de espalda y dolor en las rodillas. Al principio, también se pensó que podían ser dolores provocados por cansancio, pues mayormente se quejaba cuando ejercía actividades por un largo rato, como al final de un día luego de caminar por mucho tiempo. Después de un tiempo, el dolor y las quejas fueron aumentando y mis padres comenzaron a preocuparse más, pues temían que tuviera algo serio. Para salir de dudas, le hicieron las mismas pruebas que a mí me hicieron e irónicamente, los resultados salieron positivos para la artritis reumatoide. Mis padres le sacaron cita inmediatamente con la reumatóloga y en la próxima cita nos atendería juntas. Luego de hacerle unas pruebas físicas y analizar los resultados, la reumatóloga indicó que el caso de Bianca era un poco más severo y distinto al mío, pues mi hermana salió con los anticuerpos CCP y RF (rheumatoid factor) positivos, lo que significa que su condición es degenerativa y con el tiempo, pueden surgirle serios cambios (o mutaciones como ella les dice) en los huesos. Al finalizar la cita, la reumatóloga nos recetó los mismos medicamentos a ambas y desde entonces, siempre nos atiende juntas.

Comenzamos con medicamentos por boca para combatir la inflamación de las articulaciones (Naproxen). Debería tomar dos pastillas al día, una en la mañana y otra en la noche. Por mi inconsistencia en el tratamiento este no fue muy efectivo. Pasamos entonces a un tratamiento con inyecciones (Metotrexato), el tratamiento indicado era una inyección semanal. No notaba mucho progreso, pues los dolores en la espalda, cuello y pecho se agravaban por el tamaño de mi busto. La reumatóloga sugirió una cirugía para reducir el tamaño de mi busto pero antes debía pasar por una serie de evaluaciones con otros médicos especialistas: un cirujano plástico, un fisiatra, un ginecólogo, psicólogo, la reumatóloga y un médico generalista. Todos llegaron a la misma conclusión: necesitaba esa cirugía. Esta cirugía fue demorada porque el plan médico denegaba la autorización aún habiéndole sometido seis cartas de seis diferentes médicos justificando la necesidad de la operación. El plan médico nunca autorizó la realización de la cirugía pero aún así fui operada. Esto contribuyó a aliviarme los dolores de espalda cuello y pecho.

Continúe con el tratamiento de Metotrexato pero la reducción en la inflamación de las articulaciones no fue según lo esperado, ni para mi hermana ni para mí, por lo que la reumatóloga nos recomendó un medicamento más fuerte. Comenzamos un tratamiento de infusiones con un medicamento biológico (Orencia), una dosis mensual, en conjunto con las inyecciones. Este medicamento nos es administrado en la oficina de un médico hematólogo oncólogo, como si fuera un suero junto a los pacientes que reciben quimioterapia, y a veces, tanto para mi hermana, como para mí, es un poco chocante ver lo graves que se encuentran estos pacientes. Cabe señalar que tanto el

Metotrexato, como el medicamento biológico pueden causar efectos secundarios, especialmente al principio del tratamiento. En adición, estos medicamentos reducen la capacidad del cuerpo para combatir enfermedades o infecciones. En mi caso, al recibir los dos medicamentos simultáneamente se me formaron unas pequeñas úlceras en la boca e infección de garganta y me dio catarro dos veces. Por el otro lado, a mi hermana le dieron constantes dolores de cabeza y de pecho como consecuencia del medicamento, y a su vez, por un prolapso que se le diagnosticó a principios del 2013.

Actualmente, continuamos con el medicamento biológico y, aunque gradual, sí estamos notando progreso, pero cabe mencionar que se debe mantener una consistencia con todo medicamento. Mi hermana y yo aprendimos esto a la fuerza, pues aunque aceptamos nuestra condición y sus implicaciones, psicológicamente no lo asimilamos y por no mantener consistencia con los primeros medicamentos hemos tenido que resultar a remedios más drásticos, como éste del medicamento biológico.

La artritis reumatoide, como toda enfermedad autoinmune,
requiere seria atención y cuido. A raíz de esto, siempre sentimos
molestia (si no dolor) en nuestras articulaciones, hemos sufrido unas
crisis de dolores en todo el cuerpo que nos dejan sin la capacidad de
movernos sin dolor y nos obligan a quedarnos acostadas hasta que pase
todo, hemos notado leves cambios en nuestras manos con el tiempo y
ahora necesitamos ponernos unos límites al participar de ciertas
actividades, ya que nos cansamos más rápido que antes y corremos el
riesgo de terminar con algún dolor. Aunque al principio fallamos en
cuidarnos como se supone, aprendimos de eso y tenemos altas
expectativas con el medicamento biológico, pues la reumatóloga nos
ha dicho que es posible poner en remisión nuestra condición con el
tiempo. A pesar de todo, llevamos una vida bastante normal porque no
permitimos que nuestra condición se convierta en un problema tan
grande como para impedirnos nuestra felicidad y si en algún momento
nos sentimos mal, siempre hemos contado con el apoyo y comprensión
de nuestros seres queridos.

Michelle Fernández. Albany, Nueva York.

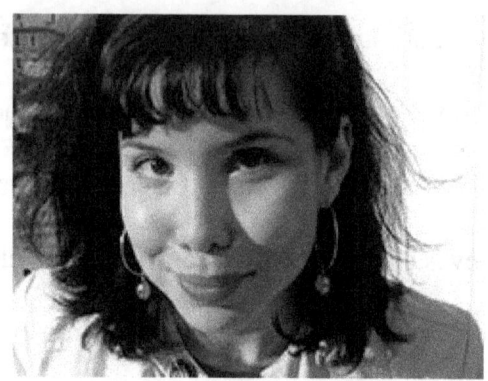

Esta joven nació con Hidrocefalia, una condición en la cual el paciente retiene líquido cefalorraquídeo en exceso. Para tratar esta condición que afecta a más de un millón de norteamericanos, un neurocirujano colocó un "shunt" debajo del cuero cabelludo de Michelle. Esta válvula es controlada magnéticamente para drenar el exceso de líquido cefalorraquídeo. Sin embargo, el "shunt" no es una cura. Sólo en esta última década, Michelle ha tenido que ser operada seis veces para mantener su condición controlada. Actualmente ella tiene un grupo de apoyo en Albany con el cual está creando conciencia sobre Hidrocefalia.

Evidentemente, Michelle es una joven veinteañera muy proactiva y con un gran entusiasmo por vivir. Entre sus pasiones está el cantar, escribir, y la lectura. Recientemente obtuvo un MA en *English Literature* de la UPR, Río Piedras, y comenzó a estudiar un segundo MA en bibliotecología en la Universidad de Albany, SUNY. Sin duda ella es un ejemplo de perseverancia y superación.

CÓMO PUEDO AYUDAR

He aquí algunas organizaciones a las cuales puede donar para ayudar a encontrar la cura:

1) Esclerosis Múltiple:

    a) **Fundación de Esclerosis Múltiple de Puerto Rico**: http://fempr.org/

    b) **Anne Rowling Regenerative Neurology Clinic** - Esta organización fue fundada por la escritora J.K. Rowling, cuya madre murió de complicaciones de Esclerosis Múltiple a los 45 años en el 1990: http://annerowlingclinic.com/

2) Exóstosis Múltiple:

    a) **The MHE Research Foundation**: http://www.mheresearchfoundation.org/homepage.html

3) Esclerodermia o Esclerosis sistémica progresiva:

    a) **International Scleroderma**: http://www.sclero.org/isn/a-to-z.htm

4) Esclerosis Tuberosa:

    a)**Tuberous Sclerosis Alliance**: http://www.tsalliance.org/

5) Adrenoleukodistrofia:

    a) **The Myelin Project**: http://www.myelin.org/_index.php

6) Hashimoto's

    a) **The National Institute of Diabetes and Digestive and Kidney Disease**: http://www.thyroid.org/

7) Artritis Reumatoidea

    a) **Arthritis Research Foundation**: http://www.curearthritis.org/

8) Hidrocefalia

    a) **Hydrocephalus Organization**: http://www.hydroassoc.org/

AGRADECIMIENTOS

Le quiero dar mil gracias a todos los pacientes que participaron e hicieron que esta antología fuese una realidad. También quiero agradecerle al neurólogo, Dr. Chinea, por su apoyo incondicional y por hacer de sus pacientes su familia extendida. Tampoco me puedo olvidar de mis compañeras de trabajo, Wanda Torres y Helen Solinski, que tanto me han ayudado a planificar las actividades de recaudaciones de fondos para el *Myelin Repair Foundation*.

Por último, quiero dedicarle esta antología al líder difunto del Grupo de Apoyo EM del Sur de Puerto Rico, Alberto Manfredi. Tu entrega y liderazgo te hicieron un modelo a seguir. Ojalá existieran más personas con tu fuerza de voluntad y energía positiva contagiosa. Te queremos.

SOBRE LA ILUSTRADORA

Elaine Marie Muñiz González fue diagnosticada con Esclerosis Múltiple en julio del 2013. Ella argumenta que poco a poco "voy aprendiendo a vivir con esta condición, sin dejar que pare mi vida. Me mantengo haciendo lo que me llena e inspira […] el arte; me he mantenido dibujando y espero volver a las tablas del teatro a actuar y bailar pronto".

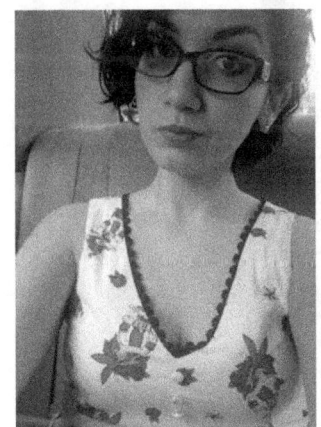

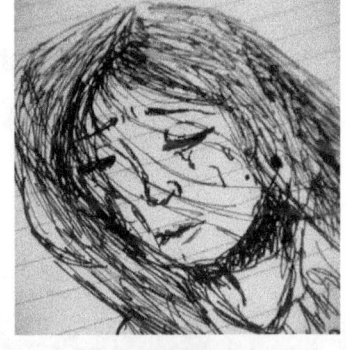

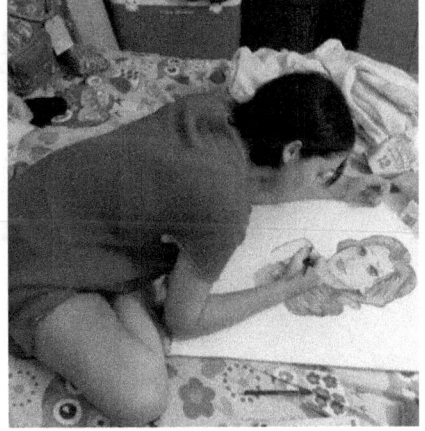

Elaine en proceso de dibujar a Belle, la heroína de la película animada de Disney, *Beauty and the Beast.*

SOBRE EL ARTISTA DIGITALIZADOR

Sergio López es un Ingeniero de Computadora, graduado de la Universidad del Turabo, Gurabo. El comenzó sus estudios en el 2008 y se graduó en el 2014. Como universitario, viajó a California para hacer investigaciones en el *Lawrence Livermore National Laboratory*. Entre sus hobbies está dibujar, crear esculturas y componer música.

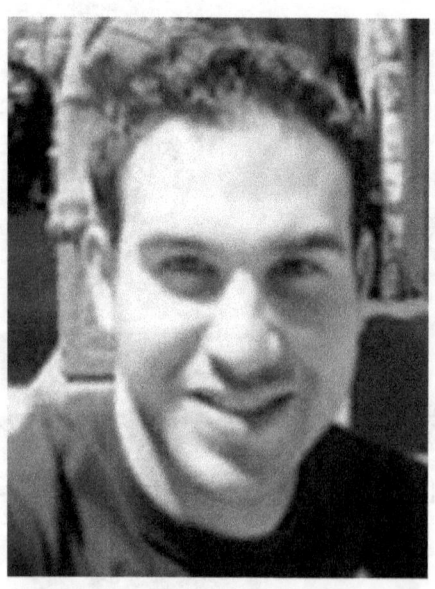

SOBRE LA EDITORA

Frances Zapata Torres fue diagnosticada con Esclerosis Múltiple en el 2012 a los 23 años. Ella contiende que su familia, su pareja, Michael Osmond, y sus ocho perros han sido la mejor terapia para lidiar con la enfermedad

Desde su diagnóstico ha sido activista de Esclerosis Múltiple. Junto a Clara Romeo, Mireily Laboy y Gabriela Victoria, ella maneja la página de apoyo, Juventud Puertorriqueña Viviendo con Esclerosis Múltiple. También ha organizado varias recaudaciones de fondos para el *Myelin Repair Foundation*, una fundación reconocida internacionalmente por su labor investigativa para rcmieleinizar.

Ella posee un BA y un MA en Literatura en Inglés de la Universidad de Puerto Rico, Río Piedras. Actualmente está planificando hacer su PhD en *Literature of Disability* (Literatura de Discapacidad).

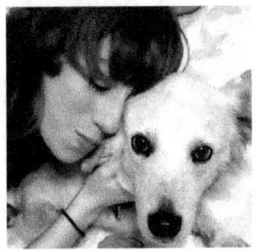
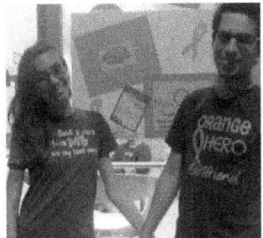

Esta antología es una producción de Juventud Puertorriqueña Viviendo con Esclerosis Múltiple:

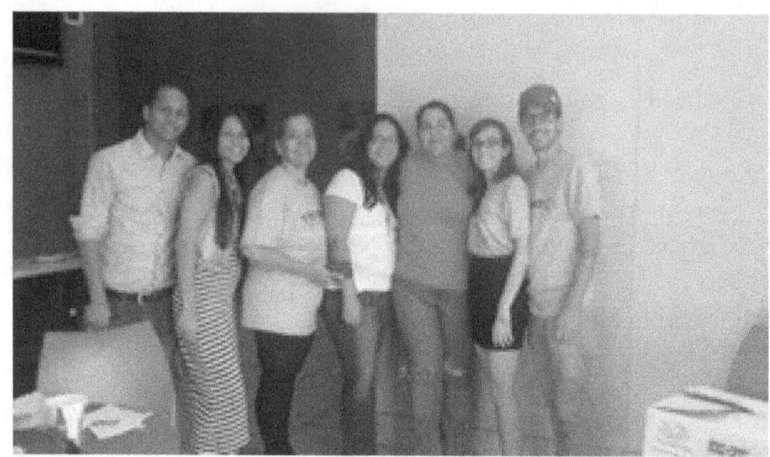

Fundraiser para el *Myelin Repair Foundation* en Domino's (2015)

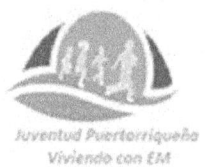

Fundraiser para el *Myelin Repair Foundation* en *Menchie's* (2014)

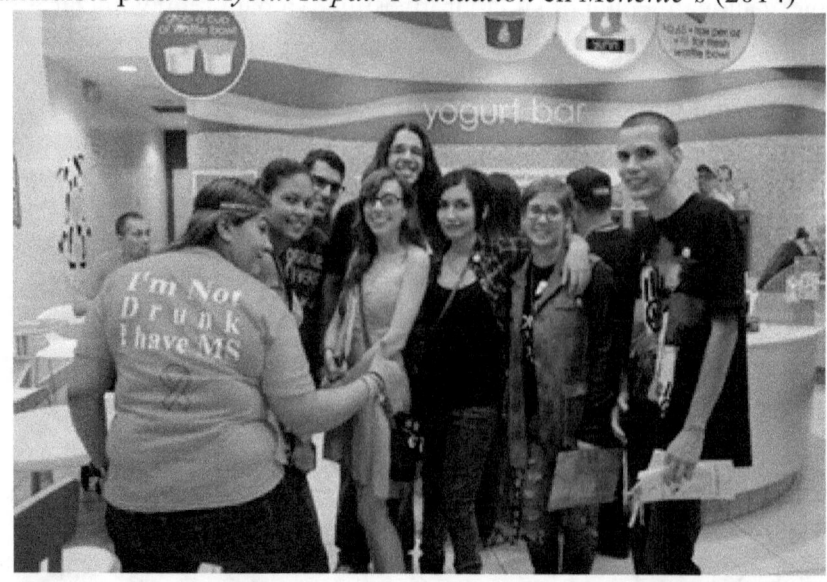

***Las oficinas administrativas del *Myelin Repair Foundation* cerraron por falta de fondos. Sin embargo, su equipo de científicos sigue trabajando con otros patrocinadores. Actualmente están llevando a cabo los *clinical trials* de MRF008, un medicamento cuyo objetivo es remielinizar. Para más información visite la siguiente página: http://www.myelinrepair.org/.

***50% de las ventas de esta antología irá a la Fundación EM PR; el otro 50% irá al *Ann Rowling Regenerative Neurology Foundation.*

www.ingramcontent.com/pod-product-compliance
Lightning Source LLC
Chambersburg PA
CBHW051914170526
45168CB00001B/376